Guía de Lesiones Cutáneas

EDITOR: *Diego Molina Ruiz*

Copyright © 2016 Diego Molina Ruiz

Edita: Molina Moreno Editores molina.moreno.editores@gmail.com

Tapa blanda, Nº páginas 89. Diseño de portada: Diego Molina Ruiz

Título de la obra: Guía de Lesiones Cutáneas

Guía número 7

Serie: Notas sobre el cuidado de Heridas

Primera edición: 20/09/2016

Autoras:

Autora: Patricia García Fernández

Autora: María Mercedes Campos Ortega

Diego Molina Ruiz Ed.

All rights reserved / Todos los derechos reservados

ISBN-10: 1537786423
ISBN-13: 978-1537786421

Edición impresa en papel y ebook disponible en:
www.amazon.com y www.amazon.es

:

TÍTULO DE LA OBRA:

GUÍA DE LESIONES CUTÁNEAS

GUÍA NÚMERO 7
SERIE: NOTAS SOBRE EL CUIDADO DE HERIDAS

AUTORAS:

PATRICIA GARCÍA FERNÁNDEZ

MARÍA MERCEDES CAMPOS ORTEGA

EDITOR: *Diego Molina Ruiz*

PRESENTACIÓN

La rápida evolución que en los últimos años han experimentado los conocimientos científicos, los medios técnicos, el desarrollo farmacológico y el propio sistema de salud se evidencia en la práctica clínica diaria. Ésta práctica comprende un conjunto de actividades que buscan responder a la necesidad de revelar, diagnosticar o examinar lesiones con fines clínicos o de investigación. En base a ello, los profesionales de la salud, desplegamos toda una actividad curativa o paliativa utilizando para ello técnicas y procedimientos propios.

La referencia a los cuidados está presente en todo el recorrido de la obra. Destaca ante todo que es una compilación centrada en los cuidados. El lector puede comprobar gratamente, que junto a un catálogo de variadas técnicas articuladas de manera concisa y completa, contiene actividades derivadas del cuidado, enunciadas con una terminología propia y entendible. Además de una exhaustiva y pormenorizada descripción de las técnicas imprescindibles, quien se acerque a sus páginas va a encontrar los elementos más reconocibles de cuidar en distintos lugares tanto en un ambiente clínico como en el domicilio del paciente. En este aspecto, en el texto se recupera la visión centrada en el paciente y no tanto hacia la técnica.

Por otra parte, se trata de una obra colectiva que ha conseguido reunir a un destacado grupo de profesionales. Esta acertada mistura de autores aporta un profundo saber práctico y actualizado, muy útil para la clínica, que es la que caracteriza a la cultura del cuidado. Si bien, cuidar de un modo excelente no es un acto o conjunto de acciones que se puedan improvisar o protocolizar. Es necesaria la individualidad, la especificidad del cuidado, que deben ir más allá de la técnica.

La obra completa denominada "Notas sobre el cuidado de heridas" se compone de 15 guías, de las cuales las 14 primeras tratan de manera específica distintos temas como son: Los distintos tipos de Heridas, Quemaduras, Lesiones cutáneas, los Cuidados tanto de Ostomías como de Traqueotomías, las diferentes tipos de Úlceras, y el Pie Diabético. Y por último la número 15 es una Guía Resumen o Compendio que recoge o engloba a las 14 anteriores.

Para terminar, es importante para mí el agradecer a todos los componentes de éste ambicioso Proyecto Editorial todo el esfuerzo que han realizado, desde el estudio pormenorizado de los temas, conciso y conforme a los más recientes hallazgos de la investigación y tecnología, hasta las pautas éticas, poniendo a disposición de la sociedad en general, lo que pueda ser un referente necesario de práctica clínica en el cuidado avanzado de Heridas.

Diego Molina Ruiz

EDITOR: *Diego Molina Ruiz*

DEDICATORIA

El presente libro en particular y la colección "Notas sobre el Cuidado de Heridas" a la que pertenece, en general, van dedicados a todas las personas que padecen alguna de las lesiones que aquí se tratan. A las personas que las cuidan, sean familiares, profesionales o amigos. Y también a todas la personas interesadas en conocer o practicar todo el saber que su lectura ofrece.

¡Salud y Ánimo!

Diego Molina Ruiz

EDITOR: *Diego Molina Ruiz*

CONTENIDOS

1	Introducción	1
2	Definición	5
3	Etiología	7
4	Diagnóstico	9
5	Clasificación	15
6	Cicatrices	31
7	Cicatrización	35
8	Cuidados	37
9	Resumen	41
10	Bibliografía	43
11	Anexos	49

AGRADECIMIENTOS

A todo el elenco de autores que han hecho posible la elaboración de la presente guía y en su conjunto toda la colección que forman la serie denominada "Notas sobre el Cuidado de Heridas". Un equipo de profesionales que destacan por su incansable interés por la innovación basada en la evidencia. El conocimiento apoyado por la investigación y la experimentación de practicas clínicas que conforman la experiencia del trabajo diario. Con la observación y recogida de las anotaciones necesarias para ser plasmadas y compartidas a través los textos incluidos en ésta obra.

1 CINTRODUCCIÓN

La piel es el órgano más extenso del ser humano, su superficie es aproximadamente de unos 1.6 m² y tiene un peso de 4 kg. La piel es el órgano que nos mantiene en contacto con el exterior pero además desempeña múltiples funciones de vital importancia para el correcto funcionamiento de nuestro organismo[1,2]:

- Función protectora: Es la principal función de la piel. Constituye la primera barrera física que existe para evitar invasión de microorganismos en el cuerpo. Además protege de agresiones mecánicas, por sustancias químicas, térmicas o radiaciones ultravioletas solares; y nos ayuda a evitar una pérdida excesiva de agua ya que su superficie es impermeable relativamente[2].

- Función informadora o sensibilidad: Supone el principal medio de comunicación entre el individuo y el mundo que nos rodea, puesto que ella contenemos una gran cantidad de terminaciones nerviosas que nos sirven para la percepción del tacto, presión, dolor y la temperatura[1,2].

- Función termorreguladora: Existen diversas forma para perder calor como son las heces, la orina y el aire espirado; pero aun así la mayor pérdida de calor, aproximadamente un 90%, se hace a través de la piel mediante la evaporación del sudor y en la red vascular que existe en la dermis aumentando el flujo sanguíneo. Por otro lado también participa evitando la pérdida de calor mediante el tejido adiposo, los pelos y de forma mecánica con control vasomotor[1,2].

- Función metabólica: Participa en la síntesis de la vitamina D, que se sintetiza a partir de un precursor del colesterol. Cuando la piel percibe la luz solar, las radiaciones ultravioletas actúan sobre el precursor y lo convierten en vitamina D3. Cuando se sintetiza, pasa al a sangre y la podemos asimilar. Asimismo cabe destacar que con el envejecimiento la capacidad de sintetizar vitamina A disminuye. Esto, unido a que se pasa menos tiempo expuesto a la luz solar, favorece el déficit de vitaminas y la desmineralización ósea. Por otro lado en el tejido adiposo subcutáneo se almacenan triglicéridos que son una gran fuente de energía[1,2,3].

- Función excretora: la piel a través del sudor elimina las sustancias innecesarias.

- Función de absorción: Se encarga de absorber los productos aplicados de manera tópica como son aceites, cremas, etc.

- Función de respuesta inmune: ya que a través de por ejemplo las células de Langerhans es capaz de captar antígenos.

Una vez conocidas las funciones que desempeña la piel, para entender donde se da cada una de ellas, es necesario conocer las capas que la componen:

1.1 Epidermis

Es la capa más superficial de la piel, está formada por un epitelio escamoso poliestratificado con un grosor de 0.4 a 1.5 mm. La epidermis no posee vasos sanguíneos, por lo que se nutre a través de la dermis. Está formada por diferentes estratos como son:

- Estrato basal o germinativo: se encuentra sobre la dermis, en él se alojan los melanocitos, que se encargan de sintetizar la mielina, la cual produce el color de la piel. En esta capa también encontramos las células de Merckel, cuya función se relaciona con los receptores táctiles[1,2].
- Estrato espinoso: su nombre se debe al aspecto espinoso que presentan las uniones intercelulares de los queranocitos. En esta capa encontramos células en fase de crecimiento que inician la síntesis de queratina; y por otro lado se encuentran las células de Langerhans que su función es actuar como célula presentadora de antígenos.
- Estrato granuloso: Se caracteriza por presentar gránulos intracelulares que son parte del proceso de queratinización.
- Estrato lúcido: Se encuentra solo en las palmas de manos y pies.
- Estrato córneo: Es la capa más externa. Sirve como protección y está formada por células muertas.

Las células principales de esta capa ya que representa el 80% de su estructura son, los ya nombrados anteriormente, queranocitos. Entre sus funciones destaca la protectora e inmunitaria, principalmente.[1,2]

1.2 Dermis

Es una capa gruesa, es la estructura que da soporte a la piel. Su composición es de tejido conjuntivo grueso y contiene vasos sanguíneos, terminaciones nerviosas y

anejos cutáneos. Dentro de ellas se distinguen dos capas:
- Dermis adventicial: que comprende la porción subepidérmica (dermis papilar) y la que rodea los anejos (dermis perianexial). Las fibras de colágeno tipo I acompañadas de las de tipo III son las predominantes en el este tejido, además de una red de fibras elásticas, capilares, sustancia fundamental y fibroblastos.[1]
- Dermis reticular: llamada así por la disposición entrelazada (reticular) de las fibras colágenas. Es más gruesa y se encuentra en una situación más profunda. Su composición de basa en haces de colágeno tipo I dispuestos apretadamente, paralelos a la superficie, y gruesas fibras elásticas[1,2].

En la dermis es abundante el fibroblasto que produce elastina y colágeno, y estos actúan en la curación de las heridas. Encontramos un pequeño número de linfocitos colocados alrededor de los vasos con una función de vigilancia inmunitaria. En menor número encontramos células de Langerhans y mastocitos.

Como hemos indicado antes esta capa posee vasos sanguíneos que sirven como fuente de nutrición tanto para ella como para la epidermis. Esta red de vasos sanguíneos además de nutrir ayuda, con el aumento o reducción de su flujo sanguíneo, al control de la temperatura corporal.

Esta capa que posee una importante función sensitiva está repleta de terminaciones nerviosas que permiten comunicar la piel con lo que nos rodea. Los corpúsculos sensoriales más importantes son los de Pacini y Meisser. Los corpúsculos de Pacinis son mecanoreceptores de la presión, tensión y vibración; y los de Meisser son sensibles al tacto y a la discriminación táctica[1,2].

1.3 Tejido subcutáneo

Es la parte más profunda de la piel. Está formado por tejido adiposo maduro; ocupa desde la capa inferior de la dermis hasta que empieza la primera capa muscular. La cantidad que posee una persona de este tejido varía en función de la edad, del sexo y del estado nutricional de la persona. Las funciones que desempeña son la de aislante térmico, amortiguación de golpes y reservorio energético[1,2].

1.4 Anejos cutáneos

Los anejos cutáneos también forman parte de la piel, en si no son una capa de esta, pero comprende los folículos pilosos, glándulas sebáceas, sudoríparas y las uñas que componen la piel.

Cuando hablamos de folículos pilosos no debemos olvidar que estos se refieren a los pelos; estos recubren toda la superficie corporal a excepción de las palmas, plantas y mucosas. Este pelo puede ser el lanugo (recién nacido), vello o pelo terminal (pelo duro, fuerte y pigmentado).

Glándulas sebáceas, estructuras situadas alrededor del folículo piloso, estas acumulan lípidos en un interior hasta que llegan a desintegrarse y expulsando su contenido, el sebo. Tiene una función no muy clara que se piensa que es la de actuar como aislante, bacteriostático y feromona.

Las glándulas sudoríparas pueden ser ecrinas o apocrinas. Las ecrinas las encontramos también alrededor de todo nuestro cuerpo a excepción de márgenes labiales y glande. La función de estas es la producción de sudor, sustancia compuesta principalmente por agua y desechos orgánicos, cuya finalidad es la de termorregulación para perdida de calor y excreción de desechos. Cuando hablamos de glándulas apocrinas nos referimos a unas glándulas que no son tan abundantes como las anteriores, estas se encuentran en zonas más específicas como son axilas, zona periumbilical, genitales, areola, pezón conducto auditivo y párpados. Estas glándulas secretan una sustancia viscosa y lechosa que tiene un olor característico que actúa como feromona.

Por último cabe nombrar dentro de los anejos cutáneos a las uñas, estas se encuentran en la punta de los dedos de pies y manos. Es una lámina queratinizada densa que se forma a través de la matriz ungueal. Posee una forma plana y rodeada de dos surcos laterales.[1,2]

2 DEFINICIÓN

Las lesiones cutáneas son una alteración de la piel, con pérdida o no de la continuidad de la superficie cutánea, que impide que esta realice todas sus funciones de manera habitual, produciendo, en la mayoría de los casos, alguna alteración visual perceptible a simple vista que nos hace identificarla. A

Las lesiones cutáneas pueden ser generalizadas o pueden encontrarse una zona concreta. Los pliegues cutáneos suelen ser una zona propensa a la aparición de lesiones por su retención de humedad en la zona. Estas pueden ser continuas en la zona o pueden aparecer en forma de brotes. Pueden ser del color normal de la piel o pueden presentar gran variedad de colores, que engloban desde el rojo/ rosa salmón, marrón/negro y azulado hasta blanquecino o amarillento. Es bastante importante el color porque nos puede proporcionar una pista para su clasificación[4].

Podemos encontrar diversas formas de lesiones cutáneas y al igual que varían en color también varían en su consistencia y textura, hay que podemos encontrar desde lesiones sólidas hasta lesiones con contenido líquido o purulento.

Existen diversas maneras de clasificación de las lesiones cutáneas, pero la más correcta y habitual es la diferenciación de estas en lesiones primarias y secundarias:

- Lesiones primarias: son aquellas que aparecen al inicio de la afectación. Son reconocibles en su mayoría.

- Lesiones secundarias: en entendemos como lesiones cutáneas secundarias que son aquellas lesiones de la piel que surgen como una evolución a lo largo del tiempo de lesiones primarias por una manipulación (frotando, rascando o escarbando) o progresión de estas. También pueden surgir por el tratamiento de la enfermedad[5].

EDITOR: *Diego Molina Ruiz*

3 ETIOLOGÍA

La aparición de lesiones cutáneas se pueden deber a muchos factores que pueden llegar a afectar su estado y funcionamiento.

En primer lugar hablaremos de la exposición a las radiaciones ultravioletas. En el espectro de luz solar existen diversos tipos de radiaciones capaces de producir lesiones cutáneas, pos su longitud de onda y tiempo de exposición como son las radiaciones ultravioletas A (UVA), las B (UVB) y las C (UVC) que estimulan la liberación de melanina por los melanocitos. Son capaces de producir eritema y elastosis solar por la lesión que producen en el tejido, además de ser las responsables del envejecimiento prematuro de la piel. Además el cáncer de piel es debido en su mayoría a la exposición ante estas. Las células de Langerhans se ven reducidas ante su exposición y como se ha comentado anteriormente ellas son responsables de la respuesta inmunitaria por lo que esta se ve reducida y esto favorece también la aparición de lesiones cutáneas[3,6].

El envejecimiento es el principal factor causal de lesiones cutáneas, ya que con el paso de los años se produce una gradual atrofia de todas las células del cuerpo y por ello se ve afectada la respuesta inmunitaria de la piel ante agente patógenos; encontramos una disminución de producción de sustancias que mantienen la humedad de la piel y de glándulas sudoríparas; también nos encontramos como en el párrafo anterior se menciona con las radiaciones que afectan a la piel, y una característica peculiar de esta es que la piel tiene memoria; y por otro lado con el paso de los años las capa cutáneas disminuyen en su grosor y espesor por lo que también contribuye a la aparición de las lesiones cutáneas por la pérdida de continuidad de la piel que actúa como barrera para evitar la entrada de microorganismos[4,6].

Existen algunas enfermedades que tienen como consecuencia una deshidratación de la piel que conlleva a una pérdida en la formación del sebo, por lo que la falta de protección de este y la deshidratación son causa de lesiones cutáneas.

El pH normal de la piel es de 5.5 y existen productos que se aplican sobre esta que hacen que su pH se vuelva más alcalino y pierda la capacidad protectora de esta y su continuidad produciendo así las lesiones. Muchas de las sustancias que son desfavorecedoras para la piel son por ejemplo el alcohol o la acetona, cualquier producto químico empleado sobre la piel que altere su pH; así como el exceso del uso de jabones y detergentes que influyen en la retención de agua en la piel o resistencia a las bacterias[6].

Los productos aplicados sobre la piel hacen que varíe su pH y esta pierda su efectividad, pero además los medicamentos afectan a la barrera de la piel. Así el uso de fármacos administrados por vía tópica o sistémica ataca en alguna proporción a la piel, ya que algunos de ellos provocan una reducción de la capacidad de respuesta del sistema inmunitario así como pérdida de la continuidad de la piel. Un ejemplo bastante conocido es el efecto producido por los corticoides, ya que estos afectan a la regeneración epidérmica y afecta en la síntesis de colágeno. Los fármacos antibacterianos y los hipertensivos, los analgésicos, los antidepresivos tricíclicos, los antihistamínicos, los antineoplásicos, los antipsicóticos, los diuréticos, los hipoglucemiantes, los protectores solares y los anticonceptivos orales pueden afectar todos a la piel.

Como podemos observar la etiología de las lesiones cutáneas recae en su mayoría en los productos y radiaciones que caen sobre la piel pero no debemos olvidar que la dieta, deporte y sobre todo la hidratación tienen una gran influencia en poder mantener en un estado óptimo la piel.[4]

4 DIAGNÓSTICO

El diagnóstico es uno de los pasos más importante dentro del proceso patológico. Nos servirá para poner etiqueta a las lesiones cutáneas que estamos estudiando. Según la RAE, diagnosticar es "determinar la naturaleza de una enfermedad mediante la observación de sus síntomas". Para evitar un diagnóstico apresurado, será necesaria la realización de la historia clínica, una buena anamnesis y una exploración física completa en la que a veces incluiremos pruebas complementarias, sólo así lograremos conocer el diagnóstico definitivo del paciente y tratarlo de la forma adecuada.

A continuación se explican las bases para poder interpretar de forma correcta los signos y síntomas cutáneos que pueden presentar estas personas.

4.1 Historia clínica

La historia clínica, como en cualquier especialidad de la medicina, es el pilar más importante para poder establecer un diagnóstico y su respectivo tratamiento. Comienza con la visualización, e incluye datos sobre la evolución, aparición, cronología… de todo el proceso.

Para poder realizar la historia clínica es vital establecer un vínculo con el paciente, haciendo que la relación médico/enfermera-paciente sea de respeto y confianza, ofreciendo así la máxima calidad en los cuidados, y siempre de una manera empática. Una vez hemos establecido esta relación, procedemos a entrevistarnos con nuestro paciente, pidiendo que nos explique el motivo de la consulta (anamnesis) y realizando una observación de las lesiones (exploración física).[7,8]

4.1.1 Anamnesis

En la fase inicial buscamos obtener datos de máxima importancia, como detectar el problema dermatológico que ha causa la consulta. Durante esta etapa, hay que averiguar el patrón evolutivo que ha tenido la lesión o lesiones a lo largo del tiempo (¿Cuándo ha comenzado? ¿Ha mejorado o empeorado desde su aparición?). Y el patrón de evolución espacial (¿Dónde comenzaron a aparecer las primeras lesiones? ¿Se ha extendido a otras partes del cuerpo? ¿Cómo se produjo la extensión?). Ambos patrones serán estudiados en los siguientes apartados. Además de estos dos, es necesario tener en cuenta un patrón de evolución cuando la lesión ha seguido algún tratamiento anterior (para saber si hay que tener en cuenta este patrón realizaremos preguntas como ¿Ha seguido algún tratamiento previo a la visita? ¿Advirtió alguna mejoría?). Este último será útil para valorar posibles alteraciones en la morfología de la lesión tras haber recibido tratamiento. Hay que tenerlo en cuenta porque dicho tratamiento puede alterar el diagnóstico. Para conocer los síntomas que tiene el paciente, procederemos a preguntar si presenta picor, dolor, escozor, si otros miembros de la familia presentan su sintomatología, deberemos conocer, también, su salud sexual. [8, 9]

En definitiva, la anamnesis debe incluir los antecedentes personales y familiares del paciente así como, toda la información sobre la enfermedad dermatológica actual.

4.1.2 Exploración física

Para realizar la exploración, deberemos visualizar la piel, por lo que se requiere que el paciente este desnudo, y palparla, con el fin de conocer la consistencia de las lesiones. Como hemos referido con anterioridad, es importante visualizar la totalidad de la piel del paciente. Debemos contar con iluminación adecuada, mejor si procede de fuente natural y una temperatura agradable.

Iniciamos esta etapa con la inspección de manos, nunca olvidar las uñas, seguido de antebrazos y brazos. Pelo, cuero cabelludo, y cara. Bajamos hacia el cuello, tronco y finalizamos con las extremidades inferiores. Esto permite conocer el tipo de lesión (primaria o secundaria), forma, color, disposición, distribución, bordes... Tras esta observación, palpamos las lesiones con el fin de conocer consistencia, textura, grado de humedad, temperatura, sensibilidad...Una buena exploración física permite conocer el tipo de lesión cutánea (morfología) a la que nos enfrentamos, la distribución y la disposición de la misma. Procedemos a enumerar los tipos de lesiones, y los diferentes patrones de distribución y disposición: [9]

- Lesiones elementales (Morfología): dentro de este apartado tenemos las lesiones primarias (mácula, pápula, habón, tubérculo, nódulo, goma, tumor, vesícula, ampolla, flictena, pústula, quiste y absceso) y las lesiones secundarias (escama, costra, erosión, úlcera, fisura, intertrigo, cicatriz, queloide, atrofia, esclerosis y liquenización). [9]
- Patrón de distribución: Las lesiones cutáneas pueden extenderse a nivel de todo el cuerpo, siendo una distribución generalizada, o en zonas más concretas, dando lugar a una distribución regional. Pueden aparecer en lugares que permanezcan cubiertos o no, en zonas de flexión y/o extensión, o en otras partes donde se ejerza presión. Se presentan unilateral o bilateralmente, aunque también pueden ser simétricas o asimétricas. [7,8]
- Patrón de disposición: Como hemos indicado antes, las lesiones pueden ser

primarias o secundarias, y estas interrelacionarse entre sí. De esta interrelación nacen los distintos patrones de disposición. Los más conocidos son lineales, circulares y agrupadas, aunque también existen otros tipos. A continuación, definimos los más importantes:

- Lineal: Aparece en lesiones cutáneas de causas externas (tatuajes, lesiones por rascado, sarna…entre otras) y en el fenómeno de Koebner. Es importante saber que este fenómeno confiere la capacidad a ciertas enfermedades dermatológicas de reproducir lesiones específicas en la piel sana a partir de un traumatismo. La psoriasis o el vitigilio por ejemplo, tienen esta capacidad. Los pacientes deben conocer este fenómeno y evitar así los traumatismos. Dentro de las lesiones lineales podemos encontrar las confluentes (lesiones en disposición lineal), las separadas (separadas de forma regular, dispuestas linealmente) o las zosteriformes (de trayecto lineal, afectando a una zona neurológica o dermatomo cutáneo) [7,8,10]
- Circular: En esta ocasión las lesiones se agrupan dando lugar a formaciones policíclicas, anulares, concéntricas o en escarapela.

La disposición anular la forma una lesión redonda curada en la parte central, dejando un anillo activo. Cuando varias lesiones de forma circular y aisladas confluyen debido a un aumento de tamaño, estamos ante lesiones policíclicas. Las concéntricas son aquellas que se forman a partir de un punto, y pueden ser de diferentes tamaños [7].

- Agrupadas: Otras veces las lesiones se agrupan de diferentes maneras, como por ejemplo en forma de racimo (herpetiforme, aparecen en herpes zoster). Otras que se agrupan son las procedentes de picaduras de insectos y las lesiones del liquen plano [8].

Para finalizar este apartado, es conveniente conocer el instrumental del que se puede hacer uso durante la exploración física que realiza el dermatólogo. En este caso, el instrumental es sencillo. Está formado por un juego de lupas potentes (alguna manual y otras con luz blanca integrada), el cuentahílos (instrumento óptico parecido a una lupa, que permite contar los hilos de un tejido y el dibujo que forman) y el microscopio de superficie o epiluminiscente.

Con los datos obtenidos de la anamnesis y la exploración física, decidimos si es preciso realizar pruebas complementarias.[9]

4.2 Pruebas diagnósticas

Tras los datos obtenidos en la anamnesis y la exploración física, frecuentemente es necesaria una serie de pruebas más específicas para confirmar el diagnóstico o por el contrario descartarlo.

En este apartado se describe brevemente las técnicas complementarias más usadas en dermatología.

4.2.1 Biopsia

Prueba diagnóstica determinante. La biopsia confirma el diagnóstico y además sirve para controlar la enfermedad. Esta prueba en la piel es fácil y apenas conlleva riesgos. Es esencial elegir la lesión correcta a biopsiar. La prueba deberá ser realizada en una lesión elemental completa, cuya evolución haya sido corta y que permanezca íntegra. La toma de la muestra puede realizarse mediante legrado, afeitado, exéresis quirúrgica en uso, o mediante punch/ sacabocados/ saucerización, métodos más usados en la actualidad.

El punch es un bisturí rotatorio, que se aplica sobre la piel con movimientos de rotación. Esto permite obtener un cilindro de la misma, el diámetro de este dependerá del punch elegido. Este instrumento alcanza una profundidad limitada por lo que no es útil en lesiones que se asienten en el tejido subcutáneo. La muestra que hemos obtenido, se visualizará en microscopio óptico, fluorescente, electrónico, cultivo u otras técnicas in situ.

Esta prueba es usada en dermatología para establecer diagnósticos de dermatosis inflamatorias, o en la confirmación de tumores.[7,8]

4.2.2 Luz de Wood

Luz ultravioleta utilizada para iluminar ciertas dermatosis que bajo esta luz tienen la capacidad de producir fluorescencia. Se usa para el diagnóstico de tiñas en el cuero cabelludo, pitiriasis, u otros trastornos de la pigmentación. [8]

4.2.3 Prueba del parche o epicutánea

Consiste en la aplicación de la sustancia que puede ser la responsable del cuadro, tras esto se reproducen las lesiones. Al retirar el "alérgeno" podemos leer los resultados. Es usada en las dermatitis de contacto alérgico. Estarán contraindicadas cuando se tomen corticoides y/o antihistamínicos. Será importante establecer la pertinente relación con la clínica para poder, luego, establecer un pronóstico y pautar el tratamiento adecuado. [8,9]

4.2.4 Fototest o fotoparche

Técnica mediante la cual ponemos un parche que contiene la sustancia sospechosa de causar el cuadro, durante 48 horas, habitualmente en la espalda. Tras las 48 horas se leen los resultados, negativos, si no aparece ningún signo o positivo si en la zona del parche podemos apreciar rojez. Existen diferentes fotoparches, en función de la sustancia que contenga. Usados por ejemplo en el estudio de erupciones cutáneas. [9]

4.2.5 Epiluminiscencia

Técnica no invasiva, en la que se observa la piel con un microscopio-lupa (dermatoscopio). Usado para diferenciar lesiones que tiene origen melánico (benignas o malignas) y no melánico. [8]

4.2.6 Examen directo a microscopia del material obtenido de la piel

Prueba que permite visualizar hongos, bacterias, parásitos o alteraciones citopáticas producidas por virus. Se hace uso de técnicas como tinción de Gram, técnica al fresco, microscopios de campo oscuro, entre otros. Es muy útil para diagnosticar dermatosis infecciosas. [8]

4.2.7 Diascopia o vitropresión

Técnica basada en la presión de un cristal sobre la lesión. Es útil para apreciar el color de las lesiones granulomatosas. Sirven para diferenciar lesiones vasculares producidas por vasodilatación y las producidas por extravasación hemática. [8]

4.2.8 Intradermorreacciones

Se basa en la aplicar una sustancia por vía intradérmica. Con ello se pretende obtener una respuesta inmunitaria positiva o negativa, con el fin de lograr un diagnóstico, adaptar un tratamiento, o conocer el pronóstico. En ocasiones es usado para conocer tanto diagnóstico como tratamiento y pronóstico de la lesión. [8]

4.2.9 Fotografía

La fotografía es muy útil, pues recoge, almacena y transmite a través de internet, o cualquier otra fuente de información, las imágenes clínicas para posteriores diagnósticos. También pueden ser usadas con fines docentes. [8]

4.2.10 Otros métodos de exploración

Además de los descritos anteriormente, existen otros métodos como la ecografía cutánea de alta resolución, la microscopia confocal, la determinación de IgE, o la influorescencia indirecta, entre otras. Estas, son usadas en la dermatología para diagnosticar patologías menos frecuentes. [8]

4.3 Procedimiento diagnóstico

Como hemos ido vislumbrando, la piel pude presentar un número limitado de lesiones elementales. Estas lesiones pueden ser causadas por un gran número de enfermedades. Por tanto, para realizar el diagnóstico no puede bastarnos con reconocer el tipo de lesión elemental, sino que hay que reunir la máxima información posible sobre ella, incluyendo morfología, distribución y disposición, estudiados con anterioridad.

A veces, esta información no se recoge de manera sistemática, como hemos estado exponiendo hasta el momento, sino que con solo una exploración física es suficiente para conocer el diagnóstico. Esto es conocido como diagnóstico de visu. Esta manera de diagnosticar la concede la experiencia, se adquiere de forma lenta y progresiva. El entrenamiento constante es lo que capacita al dermatólogo a diagnosticar con más facilidad, de una manera más fácil y rentable.

5 CLASIFICACIÓN

TRARAMIENTO SEGÚN TIPO:

5.1 Lesiones primarias

Son aquellas que se producen sobre una piel previamente sana y no producen rotura de la piel. Aparecen como respuesta a trastornos cutáneos o procesos sistémicos.[2,11]

Podemos clasificar las lesiones primarias en lesiones de consistencia sólida y lesiones de contenido líquido.

A continuación, trataremos cada lesión dentro de su clasificación, de manera individual.

5.1.1 Lesiones de consistencia sólida

- **Mácula:**

Es una lesión cutánea caracterizada por cambios de color, sin elevación de la piel, por tanto no puede ser palpable, ni cambios de textura, y menor de 1 cm de diámetro, ya que si es mayor se denomina mancha. Pueden ser de varios tipos:
  - Eritematosa: cuando es a causa de una proliferación vascular (angiomas planos de la cara) o a vasodilatación. Palidecen con la presión.
  - Purpúricas: cuando se produce una extravasación hemática y no palidecen con la presión (hematomas o petequias no inflamatorias).
  - Hiperpigmentadas: por aumento de la melanina, desde un tono marrón claro hasta el negro. Si el pigmento se localiza profundamente la lesión tendrá un tono grisáceo o azul (mancha mongólica). O por depósitos de pigmentos exógenos (como los tatuajes).
  - Hipopigmentadas: por disminución o ausencia del pigmento de la melanina (como en el vitíligo).[2,12,13]

El tratamiento en estas lesiones está indicado si son sintomáticas, o aquellas que sean visibles y puedan provocar estrés emocional. Hay varias opciones de

tratamiento que describiremos a continuación:
- Fotocoagulación con láser: es el tratamiento de primera elección, siendo útil en lesiones planas. Se observan mejores resultados cuando la piel es más joven y más blanca. Mayores cantidades de melanina disminuyen las probabilidades de respuesta del láser.
- Camuflaje con técnicas de maquillaje puede ser útil para lesiones hipopigmentadas.
- Tratamiento de las posibles malformaciones vasculares que provocan este tipo de lesiones.[14]

- **Pápula:**

Levantamiento sólido que mide menos de un centímetro, con involución espontánea, debida a un aumento del componente celular de la dermis o de a epidermis. Pueden ser de tipo benigno, maligno o inflamatorio y de forma puntiagudas en su vértice, romas y apenas prominentes. Cuando tiene un diámetro mayor se denomina placa o tubérculo, y suele evolucionar a ulceración o cicatrización.[12,13,15,16]

Podemos clasificarlas en:
- Epidérmicas: son de superficie rasposa, como las verrugas vulvares, o de superficie lisa, como los moluscos contagiosos.
- Dérmicas: como el granuloma anular o el dermatofibroma.
- Dermoepidérmicas: son las más frecuentes como la psoriasis en gotas o el liquen plano.

El color es importante para su identificación, pueden ser rojos, cobrizos, violáceos o amarillentos. Las pápulas agrupadas forman lesiones llamadas vegetaciones.[12,16]

Los objetivos principales del tratamiento serán el control de los posibles síntomas dolorosos o molestos, así como la reducción del riesgo de su transformación maligna y el control de la enfermedad subyacente.[17]

El ácido salicílico es un agente queratolítico considerado de primera elección para el tratamiento de algunas verrugas, al igual que el tratamiento con inmunoterapia, que ha demostrado ser efectivo.[18,19]

La criocirugía debe considerarse tratamiento de elección de las verrugas vulvares, condilomas y queloides pequeños y de reciente evolución. Se trata de aplicaciones de nitrógeno líquido con buenos resultados en cuanto a la cicatrización, recidiva de las lesiones y tiempo de congelación.[20]

- **Habón o roncha:**

Es una pápula o placa rosada y edematosa, que se presenta sobreelevada, cuya característica fundamental es que desaparece siempre en menos de 24 horas (evanescencia) y desaparece sin dejar huella. Es de tamaño variable y mal definido. Característica de la urticaria.[11,12,13,16]

Es provocada por la migración de líquido seroso hacia la dermis, que no forma cavidad.[2]

Tienen un aspecto rosado-pálido característico, pálidas en el centro y eritematosas en la periferia. Desiguales unas respecto a otras. Su tamaño varía desde 3 a 4 mm

hasta placar eritematosas de 10 a 20 cm. Son mayores que las pápulas.[16]
- El angioedema es una lesión urticarial masiva que aparece en zonas de dermis poco densa o de tejido celular subcutáneo escaso.[16]

En cuanto al tratamiento lo primero que debemos hacer, de ser posible, es eliminar la causa desencadenante (alimentos, fármacos, frío, calor, picaduras, etc.). Los antihistamínicos son el punto clave del tratamiento de la urticaria aguda y crónica.

Para el alivio sintomático de las propias ronchas se puede aplicar frío local y algunas pomadas o cremas específicas para calmar el picor.[21]

- **Tubérculo:**

Es una lesión elevada, circunscrita, infiltrada, producida por inflamación crónica que deja cicatriz después de resolverse. Lesiones papulosas de más de 1 cm de diámetro. Es la lesión típica de la sifilide tubero-serpiginosa. En algunos textos el tubérculo entra dentro de la clasificación de los nódulos por lo que su tratamiento será como el que se aplica a los nódulos.[2,16]

- **Nódulo:**

Es una lesión que se identifica por la palpación, sólida, firme y redondeada o elíptica, bien delimitado, mayor de 1cm de diámetro, y que no necesariamente produce elevación de la piel. De evolución crónica.

Cuando un nódulo se reblandece por el centro, se ulcera drenando pus y material necrótico. Al desaparecer deja huella, una cicatriz deprimida que se denomina goma.

Pueden estar situados en la dermis o en el tejido celular subcutáneo. Se pueden producir por una proliferación benigna o maligna de queratinocitos o melanocitos.

Los nódulos a veces tienen consecuencias graves, por los que siempre tomaremos una biopsia de aquellos que sean persistentes. A menudo es aconsejable practicar el cultivo de tejido para encontrar el patógeno causante.

El tratamiento consiste en higiene local con jabones antisépticos, aplicación de calor y drenaje quirúrjico.[11,13,16]

- **Goma:**

Es una lesión granulomatosa necrótica, que se reblandece por el centro, se ulcera drenando pus y material necrótico, y que cura dejando una cicatriz deprimida. Típico de algunas infecciones como la sífilis terciaria o tuberculosis. Algunos textos lo incluyen en su clasificación dentro de los nódulos.

Se trataran como una úlcera que drena pus y tiene material necrótico.[2,12,22]

- **Tumor:**

Es una masa sólida, sobreelevada y más grandes que los nódulos, es decir, mayor de 2 cm, que se producen por proliferación celular. Puede crecer de manera independiente de las estructuras que lo rodean y no siempre tiene los bordes definidos. Un ejemplo son las neoplasias.

Para los tumores el tratamiento de elección es quirúrgico y debe realizarse con la mayor rapidez posible. Según las características del tumor puede optarse por la extirpación, criocirugía, electrocirugía, quimiocirugía o cirugía con láser. En los casos no tratables quirúrgicamente pueden emplearse la radioterapia, quimioterapia o una combinación de ambos.[2,13,23]

5.1.2 Lesiones de contenido líquido

- **Vesícula:**

Es una lesión de contenido líquido que mide menos de 0.5cm. Puede contener líquido seroso o hemático y se forman por separación a distintos niveles de la piel. Se encuentra a nivel subcorneo, intraepidérmico subepidérmico, o dérmicas.

Como resultado de la formación de una vesícula, la epidermis puede desprenderse parcialmente (erosión) y cura sin cicatriz.

Las vesículas espongióticas son características del eczema y se deben a edema intracelular.[11,16]

- **Ampolla:**

Es una lesión de contenido líquido que mide más de 0.5 cm y su localización es la misma que la de las vesículas, por lo que algunos libros la definen como una vesícula de mayor tamaño.

El contenido de las ampollas puede ser suero, pus o sangre.

En cuanto a su tratamiento debemos eliminar el líquido del interior recortando la capa de piel muerta que guardaba este líquido, ya que si no la eliminamos el líquido puede volver a producirse y generarse de nuevo la ampolla con una vía de entrada para posibles infecciones.[11,12,15]

- **Flictena:**

Es una ampolla de gran tamaño, secundaria a un traumatismo.
Se tratará igual que las ampollas de pequeño tamaño.[2]

- **Pústula:**

Es una vesícula de contenido purulento que puede ser folicular o no, folicular si se asienta sobre la desembocadura de un folículo pilosebáceo, o en la epidermis. El pus que contiene es una acumulación de polimorfonucleares y puede contener gérmenes o no. No dejan cicatriz al romperse.

- La foliculitis es una pústula superficial centrada en un pelo.
- El forúnculo es una acumulación de pus que es la forma necrótica profunda de foliculitis. Varios forúnculos pueden confluir formando un ántrax.
- La fístula es un trayecto que comunica la cavidad que supura.

El tratamiento puede ser tópico, con propiedades antibacteriana y con propiedades antiinflamatorias y queratolíticas. También puede ser tratamiento sistémico, si no responde al tratamiento tópico y la mejoría de las lesiones puede necesitar entre unos 4 y 6 meses. Finalmente si ningún tratamiento funciona se procede al tratamiento quirúrgico para la extracción de comedones, drenaje y extirpación de las lesiones quísticas.[11,12,13,16]

- **Quiste:**

Es una lesión que se presenta en forma de cavidad cerrada con revestimiento interno epitelial, endotelial o membranoso, que tiene contenido líquido o semilíquido (células, productos celulares o fluido).

Se presentan como lesiones esféricas de consistencias elásticas y bien delimitadas. Fluctúan a la presión digital. Según su contenido se clasifican en:

- Quistes epidérmicos, los cuales contienen queratina.
- Quistes sebáceos o pilares, en el cuero cabelludo, en una pared sin queratina formada por una capa granulosa.

El tratamiento si el quiste está infectado será el mismo que el de los abscesos que explicamos a continuación.[11,12,16]

- **Absceso:**

Es una colección de pus en la dermis o en la hipodermis que fluctúan a la presión digital, es blando y tiende a abrirse al exterior y originar fístulas.

Tanto los quistes como los abscesos no se curarán solo con antibióticos, por lo que requieren un drenaje, para ello se realizará una incisión, que nos permita drenar el líquido y el pus, dejando una gasa en el agujero que queda para que este no se vuelva a llenar de este contenido.[12,22,24]

5.2 Lesiones secundarias

Son aquellas que aparecen por cambios producidos en las lesiones primarias, que ocasionan rotura de la piel.[2]

Podemos clasificar las lesiones secundarias en tres apartados; destinadas a eliminarse, con solución de continuación y reparadoras o hiperplásicas.

A continuación, trataremos de forma individual cada una de las lesiones que se enmarcan dentro de cada uno de los subtipos citados anteriormente.

5.2.1 Destinadas a eliminarse

- **Escamas:**

Las escamas son pérdidas de las capas más externas de la piel, resultantes de patologías que cursan con un exceso de producción de queratina. Pueden estar adheridas a la piel o que caerse de forma espontánea. Su tamaño, color y forma son variables según la patología que las cause.

La aparición de escamas en la piel puede tener diferentes causas, si bien la más simple y con menor repercusión para la salud sería la piel seca, sin embargo pueden aparecer en ciertas afectaciones inflamatorias de la piel o en infecciones. Un ejemplo de patologías que cursan con escamas serían; el eccema, la psoriasis o la dermatitis seborreica.

No existe un tratamiento único para la desaparición de las escamas, pues como dijimos anteriormente, depende de la patología que las cause. Debemos tratar la causa desencadenante para poder eliminarlas.

Pueden aparecer en personas de cualquier edad independientemente del tipo de piel que tenga. No existe un tipo de piel exclusivo para la aparición de escamas.

La piel seca sería una de las causas más comunes en la aparición de las escamas. Esta se debe a que las capas más externas de la piel no se encuentran bien hidratadas, por ello, la piel comienza a agrietarse y a descamarse.

Existen diferentes causas para la aparición de la piel seca:
- Nivel de humedad.

- Temperaturas extremas (tanto altas como bajas).
- El viento.
- Baños de forma frecuente y con el agua muy caliente.
- Uso de jabones no adaptados a cada tipo de piel.
- Mala hidratación de la piel.
- Mala alimentación.
- El uso excesivo de aire acondicionado y calefacciones.

Un tratamiento efectivo frente a la piel seca con escamas, partiría de una buena alimentación que nos proporcione una buena nutrición de la piel y un buen aporte hídrico (2 litros de agua diarios).

Evitar los baños o duchas muy largas y con el agua muy caliente.

Son preferibles las duchas a los baños, es necesario utilizar jabones suaves y siempre que terminemos, debemos aplicar cremas o aceites hidratantes (especiales para cada tipo de piel) para recuperar los aceites naturales que protegen nuestra piel y que hemos podido perdido durante el baño/ducha.

Proteger frente a la radiación solar con protectores solares.

Utilizar ropa realizada con telas suaves que no irriten la piel.

Mantener una adecuada humedad ambiental con un humidificador en las estaciones en las que usemos más los aires acondicionados y las calefacciones.[25,26,27,28]

- **Costra:**

Se producen por la desecación de una sustancia ya sea suero, sangre, exudado o restos de tejido, sobre el lecho de una herida. Pueden ser finas o gruesas y adheridas a la superficie.

Esta desecación forma una placa rugosa, seca y de grosor y coloración variable según el líquido que la haya formado. Sin embargo, el color y el grosor que adoptan nos pueden dar información de la sustancia por la cual se ha formado. Por ejemplo, si la costra es de sangre tendrá un aspecto oscuro en tonos rojizos y marrones, en cambio si es de contenido seroso su color será mucho más claro.

Las costras cuando son grandes y están adheridas a la piel se denominan escaras.

Las costras son el resultado de un mal proceso de cicatrización. Prevenir la formación de las costras es la mejor manera de promover la curación de una herida, pues su aparición retrasa el proceso cicatrización y aumenta la probabilidad de aparición de una cicatriz.

El tratamiento de las costras es muy sencillo, tendremos que favorecer la cura de la herida en ambiente húmedo, por tanto, debemos deshacernos de la costra ya que mantiene un ambiente seco en el lecho de la herida.

Sin embargo, no podemos retirar la costra formada de manera brusca y en seco ya que al quitarla arrastraríamos con ella el nuevo tejido de granulación que estaba empezando a formarse debajo para la cicatrización de la herida.

Debemos realizar lavados de la herida desde dentro hacia los bordes. Lo haremos con suero fisiológico o agua del grifo a chorro de manera que arrastremos los restos de sangre, pus o exudado que pueda haber. Mantener la herida limpia y tapada con un apósito que nos proporcione un ambiente húmedo ayuda a que no aparezca de nuevo la costra y que se acelere el proceso de cicatrización. [2,11,25,26,29]

5.2.2 Soluciones de continuidad

- **Erosión:**

Dentro de las lesiones que vamos a encontrar en este apartado, las erosiones son las más superficiales. Implican pérdida de piel pero sólo de la epidermis. Este tipo de lesiones están ocasionadas por traumatismos como el rascado, la dermoabrasión, por raspaduras o cortaduras, etc.

Como consecuencia aparece una lesión húmeda, lisa, brillante y dolorosa al tacto. Sin embargo, este tipo de lesiones no deja cicatriz al curar ya que no compromete ningún plano profundo de la piel.

Las erosiones suelen ser de fácil reparación si no se produce una infección, por ello es muy importante higienizar la zona de la herida ya que al perder la capa protectora de la piel, esta queda expuesta a la entrada de bacterias de todo tipo.

Lavamos la herida con suero fisiológico o con agua, intentando arrastrar los posibles restos de piel o cualquier sustancia que haya en el lecho de la herida. Durante el lavado, hay que ejercer presión suficiente para arrancar cualquier elemento extraño pero sin dañar el tejido que tenemos debajo para no empeorar la lesión. Por último, proporcionaremos un ambiente húmedo para una curación rápida y eficaz. [2,11,25,26]

- **Úlceras:**

Este tipo de lesiones secundarias involucran pérdida de tejido tanto de la epidermis como de la dermis y, en ocasiones, pueden llegar a tejidos más profundos como el muscular o el óseo.

Es una lesión de forma cóncava, con apariencia de cráter, de tamaño variable, normalmente exudativa y de color rojizo si su lecho no sufre de necrosis o infección.

Para poder describir correctamente una úlcera debemos de hablar de todas las características que la conforman como son: el estado de los bordes, la zona del cuerpo en la que ha aparecido, la profundidad que tiene y si está bien irrigada.

Uno de los hechos más característicos de este tipo de lesiones es que siempre dejan cicatriz ya que, como hemos dicho antes afectan a estratos profundos de la piel. [2,11,25,26]

Dentro de las ulceras que aparecen en la piel podemos diferenciar varios tipos:
- Úlceras vasculares (arteriales y venosas).
- Úlceras del pie diabético.
- Úlceras por presión (UPP).

Cada uno de estos tipos de úlceras tiene un aspecto, localización y origen distinto y propio. Para poder diferenciarlas correctamente, y por tanto poder dar los cuidados enfermeros necesarios, a continuación, vamos a tratarlos de forma individual.

- **Úlceras vasculares arteriales:**

Son lesiones que aparecen como consecuencia de un déficit de riego sanguíneo y por procesos en los que existe una isquemia crónica, por ejemplo: la obstrucción arterioesclerótica. Esta falta de riego sanguíneo provoca que esa zona de la piel tenga tendencia a la ulceración, y que, ante pequeños traumatismos, aparezca una lesión.

Estas úlceras se caracterizan por ser de un dolor intenso, tamaño pequeño, profundas, con un lecho seco y necrótico. No existe tejido de granulación y con los bordes redondeados. Por su lado, la piel perilesional es pálida y sin vello, con una coloración grisácea y negruzca.

El proceso de curación de una úlcera arterial, frecuentemente es prolongado y en muchos casos su evolución es difícil de apreciar. La elección de unos cuidados u otros va a depender del estado general del paciente y del estado de la propia lesión, por ello, no existe una única técnica efectiva para la curación de una úlcera. Sin embargo, existen ciertos puntos que son comunes y datos que siempre tenemos que tener en cuenta a la hora de una buena cura de úlceras arteriales:

- Procurar un ambiente agradable y cómodo para el paciente durante la cura.
- Administrar analgésicos prescritos previa cura.
- Explicar al paciente cada uno de los pasos que vamos a seguir durante la cura.
- Retirar los vendajes con suavidad y humedeciéndolos si están pegados a la herida para no lesionarla.
- Una buena limpieza es esencial para conseguir las condiciones idóneas para la curación. Lavaremos el pie con agua y jabón y tendremos que lavar el lecho de la úlcera con suero fisiológico de manera suave para retirar cualquier resto de exudado que pudiese existir. La presión que ejercemos sobre la herida no debe ser excesiva para no lesionar más el lecho de la úlcera.
- No usar apósitos ni vendajes opresivos y siempre que la úlcera lo permita, buscaremos apósitos que favorezcan la cura en ambiente húmedo, ya que este ambiente mejorará la aparición de un nuevo tejido de granulación.
- Si es necesario, trataremos la piel perilesional con un producto de barrera.[30,31,32]

- **Úlceras vasculares venosas:**

Este tipo de úlceras aparecen en el último grado de insuficiencia venosa. Son las úlceras vasculares más frecuentes, en torno al 80% del total serían de este tipo. Normalmente aparecen en la región supramaleolar interna aunque algunas pueden aparecer también en la parte externa de la pierna y algo más arriba del maléolo tibial.

Este tipo de úlceras se caracterizan por su tamaño variable (pudiendo rodear toda la pierna) y por su falta de dolor (excepto cuando están infectadas). Pueden ser únicas o múltiples y, tienden a unirse. La piel que rodea a la herida, tiene todos los síntomas de la dermatosis de la insuficiencia venosa, con una pigmentación ocre, cianosis, induración y en ocasiones hasta osificación.

Una vez instauradas tienen, como todas, tendencia a la cronicidad, con dificultad para cicatrizar y con tendencia a las recidivas.

La clave de los cuidados de este tipo de lesiones es la contención elástica. Con ella conseguiremos mejorar el retorno venoso y reducir el reflujo disminuyendo la presión venosa, además de mejorar la sintomatología y el edema, retardando así la evolución de la enfermedad.

Cómo dijimos con las úlceras arteriales, un proceso de cura específico va a depender del estado del paciente, su patología de base y del estado en el que se encuentre la úlcera. Aunque daremos unos apuntes sobre cuidados generales a seguir a la hora de abordar estas lesiones:

- Procurar un ambiente agradable y cómodo para el paciente durante la cura.
- Administrar analgésicos prescritos previos a la cura si la úlcera fuera dolorosa.
- Retirar los vendajes con suavidad y humedeciéndolos si están pegados a la herida para no lesionarla.
- Lavar el lecho de la úlcera con suero fisiológico de manera suave para retirar cualquier resto de exudado que pudiese existir. La presión que ejercemos sobre la herida no debe ser excesiva para no lesionar más el lecho de la úlcera.
- Promover la eliminación de tejidos necróticos, si existieran, con desbridamiento quirúrgico, enzimático o autolítico.
- En caso de exudado, usar apósitos absorbentes como por ejemplo: alginato cálcico, mallas de carbón o plata, hidrocoloides…)
- Procurar la higiene y protección de la piel perilesional.
- No olvidarnos de la contención elástica.
- Tratar y evitar el edema con acciones como: evitar los periodos largos en bipedestación o sedestación, elevar los pies sobre el nivel del corazón durante 15-30 min varias veces al día o dormir con los pies elevados unos 15cm.[30,31]

- **Úlceras del pie diabético:**

La enfermedad diabética constituye uno de los mayores problemas sanitarios en la actualidad, tanto por su frecuencia de aparición en la población como por la repercusión socioeconómica que tiene. Dos de las complicaciones más frecuentes que tiene la diabetes es la neuropatía periférica y la insuficiencia vascular. La aparición de estas complicaciones, unidas a las malformaciones en los pies o algún traumatismo extrínseco al paciente, favorece la aparición de lesiones o úlceras en los pies.

Existen dos tipos de úlceras dentro de las enmarcadas dentro del pie diabético: la úlcera neuropática y la úlcera neuro-isquémica.

- Úlcera neuropática: este tipo de úlceras aparecen en puntos de presión o deformación del pie. Tienen forma redondeada, con callosidad en la piel perilesional y existe alteración de la sensibilidad del pie aunque los pulsos son mantenidos. Suelen aparecer en el primer y quinto

metatarsiano y en el calcáneo en su extremo posterior.
- Úlcera neuro-isquémica: suele ser una lesión con necrosis seca inicialmente y que suele progresar rápidamente a húmeda y supurativa. Tiene los pulsos periféricos abolidos y normalmente son dolorosas. Suelen aparecer en el primer dedo, en la superficie lateral de la cabeza del quinto metatarsiano y en el talón.

Las úlceras de pie diabético han sido clasificadas por Wagner según su severidad con la escala que podemos consultar en la tabla 1(Anexo 1).

Como hemos ido diciendo en los anteriores tipos de úlceras, el proceso de cura específico va a depender del estado de la lesión, de su origen y del estado en el que se encuentra el paciente. Como aspectos generales podemos decir:
- Realizar una descarga absoluta de la presión que pueda haber en la lesión. Y posteriormente, abordaremos el tratamiento de la lesión con calzado ortopédico.
- Proporcionar un ambiente agradable para la realización de la cura.
- Lavar el pie con agua y jabón.
- Desbridar el callo o el rodete hiperqueratósico que existe alrededor de la úlcera y el tejido necrótico y esfacelos si existieran.
- Control del exudado.
- Vigilancia de la carga bacteriana.
- Curación en ambiente húmedo cuando el lecho de la úlcera esté limpio y con tejido de granulación.
- Proteger la piel sana perilesional.[30,33]

- **Úlceras por presión:**

Las úlceras por presión son una de las complicaciones más habituales de los pacientes hospitalizados y frecuentemente suelen aparecer en pacientes graves y encamados. Este tipo de lesión aparece en la piel y tejidos subyacentes como consecuencia de la presión prolongada, fricción o cizallamiento entre dos planos duros. Abarca desde tener la piel integra pero con un eritema que no palidece al tacto, hasta una pérdida total del grosor de la piel, con necrosis y lesión en tejido muscular, óseo o estructuras de sostén.

Esa amplia clasificación queda registrada en una escala de cuatro estadios que se puede consultar en la tabla 2 (Anexo 2).

El trabajo de las enfermeras en la curación de las úlceras por presión es primordial dentro y fuera del hospital. Tenemos que tener en cuenta 3 aspectos esenciales como son la piel del paciente, el exceso de humedad y el manejo de la presión. Si olvidamos tratar alguno de estos puntos, nuestro trabajo no va a tener efecto en la cicatrización de esa lesión.

Debemos poner especial atención a la hora de valorar este tipo de pacientes en las zonas que tengan mayor presión (sacro, trocánter, talón…), áreas expuestas a la humedad o con presencia de sequedad y superficies induradas o que estén en contacto con dispositivos terapéuticos (sondas, férulas, mascarillas…) ya que, estas serán las zonas más propensas para la aparición de este tipo de úlceras.

El mejor tratamiento para las UPP es la prevención, evitar que aparezcan hace que nuestros cuidados hayan ido por el buen camino. El trabajo de enfermería comienza por tanto en la detección de todos aquellos pacientes que estén en riesgo de padecer UPP y la instauración de medidas preventivas para la no aparición de úlceras.

Las escalas de valoración son un recurso importante que nos ayuda en la detección de pacientes con riesgo de úlceras. La escala que utilizamos en este caso sería la escala de Braden que la podemos encontrar en la tabla 3 (Anexo 3). Con ella podemos valorar el riesgo de aparición de UPP. Esta escala valora la percepción sensorial del paciente, el nivel de exposición a la humedad, la actividad del paciente, la movilidad del paciente, la nutrición del paciente y el roce y peligro de lesiones cutáneas.

Dentro de todas las medidas preventivas que podríamos realizar, destacamos las siguientes:

- Mantener la piel limpia y seca en la medida de lo posible.
- Realizar cambios posturales cada 2-3 horas en pacientes encamados y al menos cada hora en los pacientes en sedestación.
- Aliviar la presión de esas zonas de peligro colocando superficies especiales para el manejo de la presión (colchonetas o sobre-colchones, colchones de reemplazo…) y dispositivos locales de reducción de presión (ej.: cojines, almohadas, taloneras…).
- Manejo de la nutrición e hidratación.
- Cuidado de la piel perilesioneal.
- Protección frente a agresiones externas.

Una vez instaurada la UPP nuestros cuidados irán encaminados hacia la realización de curas programadas para lograr la cicatrización de la herida. La forma ideal de realizar la cura es manteniendo un ambiente húmedo en el lecho de la herida y la piel perilesional seca.

Con una cura en ambiente húmedo logramos entre otras cosas:

- Aumentar el aporte de oxígeno y nutrientes a través de la angiogénesis.
- Facilitar la migración celular.
- Reducir los tiempos de cicatrización.
- Reducir el dolor.

Como hemos ido diciendo la herida debe estar limpia y la piel perilesional cuidada. Utilizaremos técnicas de desbridamiento siempre que existan restos de tejido necrótico o de cualquier cura anterior, abordaremos las posibles infecciones bacterianas con medicamentos y con la elección de los apósitos apropiados.

Elegir el apósito adecuado nos ayudara a proteger la herida de lesiones externas y de infecciones, aportan la humedad y la temperatura necesaria para el proceso de cicatrización y controlan el exudado. [30,34,35,36,37,38]

- **Fisura:**

Las fisuras son pérdidas lineales de epidermis y dermis, suelen estar bien definidas, con paredes verticales y en ocasiones pueden llegar a ser profundas. Si esto ocurriese, las fisuras se vuelven una lesión muy dolorosa. Suelen seguir los pliegues de la piel como los pliegues labiales, los talones, pliegues del área perianal, zona interdigital…

La aparición de las fisuras puede estar definida por el exceso de hidratación de la piel o por la falta de esta.

La falta de hidratación hace que la piel se encuentre seca, tirante, áspera y que se agriete con facilidad. La presión que mantienen ciertas zonas del cuerpo, como los talones, puede hacer que estas grietas aumenten y aparezcan fisuras profundas y dolorosas.

Por el contrario, el exceso de hidratación en zonas cerradas del cuerpo como los espacios interdigitales, hace que la piel se macere y la encontremos blanquecina y reblandecida. Esta piel ha perdido su flexibilidad y elasticidad y tiende a romperse con facilidad. Además, el exceso de humedad puede precipitar a la aparición de hongos que empeoren nuestra situación.

El mejor tratamiento para las fisuras es la prevención de las mismas. La hidratación con cremas o aceites eliminará la aparición de fisuras causadas por la sequedad de la piel. Si existen zonas con hiperqueratosis debemos desbridar antes ese exceso de piel para poder hidratar posteriormente con una crema o aceite.

Las fisuras provocadas por el exceso de humedad, debemos tratarlas eliminando su agente causal. Debemos mantener esas zonas de riesgo siempre limpias y secas para que reduzcamos lo máximo posible la aparición de grietas.

Si las fisuras llegan a ser muy profundas se vuelven muy dolorosas y hay posibilidad de infección por ello, es muy importante tratarlas a tiempo.[25,26,39,40]

- **Intertrigo:**

Estamos ante una lesión secundaria que se caracteriza por ser una inflamación de los pliegues cutáneos donde la piel roza entre sí. La humedad y la temperatura elevada de la piel son factores predisponentes para la aparición del intertrigo.

Puede aparecer tanto en hombres como en mujeres y en cualquier edad, sin embargo hay una mayor probabilidad en personas con sobrepeso u obesidad. Puede darse por todo el cuerpo pero es común en las axilas, cuello, pliegue del abdomen (especialmente si existe obesidad), ingles, debajo de los senos, etc.

Es una lesión muy característica en los bebés en la zona del pañal, ya que se concentran factores como el roce de la piel contra sí misma o contra el pañal más la humedad mantenida durante un tiempo.

Se caracteriza por ser un eritema leve inicialmente con placas rojas, que si no se frena puede llegar a convertirse en una inflamación intensa con erosiones, supuración, maceración y fisuras.

El paciente puede sentir picazón y dolor en esa zona.

Como hemos dicho las personas que sufren sobrepeso u obesidad tienen mayor probabilidad de sufrir intertrigo, pero existen más condiciones como:

- La incontinencia urinaria y fecal ya que aumenta la humedad de la zona.
- Hiperhidrosis.
- La falta de higiene.

- Las personas encamadas
- Personas portadoras de dispositivos artificiales como las piernas o brazos artificiales o los corsés y las férulas.

Dentro de las recomendaciones para prevenir la aparición del intertrigo estarían:
- Pérdida de peso si existe obesidad.
- Mantener la piel limpia y secar muy bien después del baño sobre todo en los pliegues de la piel.
- No usar ropa ni calzado ajustados. Preferiblemente usar ropa de tejidos absorbentes como el algodón.

Si la inflamación ya ha aparecido, optaremos por mantener la piel afectada limpia y aireada y sería recomendable el uso de cremas con corticoesteroides.

Si la inflamación es muy intensa y existen fisuras, maceración e infección, sería necesaria la utilización de antibióticos para tratar la infección. De lo contrario la curación sería mucho más lenta y costosa.[41,42]

5.2.3 Reparadoras o hiperplásicas

- **Cicatriz:**

Cuando el proceso de curación de una herida comienza, se sustituye el tejido conjuntivo que formaba la herida por tejido fibroso. Este nuevo tejido conforma la cicatriz. En un principio suelen ser rojizas o rosadas y algo elevadas y con el paso del tiempo se aplanan y se vuelven más blanquecinas.

Este nuevo tejido de cicatrización es mucho más duro que la piel normal y en la zona de la cicatriz se pierde la elasticidad normal de la piel.

Hemos hecho un pequeño apunte de esta lesión y, el resto de información acerca de los tipos de cicatrices y cuidados se desarrolla dentro del apartado Cuidado de las cicatrices que se desarrolla en el siguiente punto. [25,26,43]

- **Queloides:**

Los queloides son formas patológicas de cicatrización de las heridas tras lesiones traumáticas, inflamatorias o quemaduras, incluso pueden aparecer en el proceso de curación del acné, en técnicas de colocación de piercings o en tatuajes. Estamos ante un crecimiento exagerado de tejido cicatrizal con alto contenido de colágeno en sitio de una lesión. La característica principal de los queloides es que no se aplanan con el tiempo ni se hacen menos visibles. Pueden llegar a expandirse fuera de los límites de la lesión primaria, y llegar a reducir la movilidad de ciertas partes del cuerpo según la localización de la lesión como manos o pies.

Existe predisposición genética a la hora de la aparición de queloides, además se dan más en personas de raza negra. Pueden aparecer en cualquier parte del cuerpo (tórax, hombros, cuello, lóbulos de las orejas…) pero la zona más afectada es la pre-esternal.

Este tipo de lesiones pueden tener repercusión en la vida de los que las sufren debido a su sintomatología (prurito, dolor o sensación de quemazón) pero sobre todo a su carácter estético, pudiendo crear alteraciones del sueño, ansiedad, depresión, baja autoestima, etc.

Como una cicatriz que es, tienen carácter permanente pero se puede tratar su sintomatología para mejorar la calidad de vida de la persona. La elección de un tratamiento u otro dependerá de una valoración del queloide (forma, extensión, profundidad, grosor, localización) y del estado del paciente (edad y respuesta y tolerancia a tratamientos anteriores).

A continuación se enumerarán los tratamientos más usados para las cicatrices que se desarrollarán en el apartado 6; "Cuidado de las cicatrices":

- Terapia compresiva.
- Inyecciones de corticoides intralesionales.
- Criocirugía.
- Radioterapia.
- Láser.
- Escisión quirúrgica (alto riesgo de producir un queloide mayor que el anterior durante la cicatrización). [43,44]

- **Atrofia:**

Hablamos de atrofia cuando aparece en la piel una depresión que afecta tanto a epidermis como incluso a la dermis. Tenemos una piel mucho más fina que pierde su elasticidad, sin vello ni marcas de la piel y más translucida, pueden llegar a verse los vasos sanguíneos.

Esta lesión puede aparecer por ejemplo en el lupus eritematoso por el tratamiento con cremas de corticoides sin periodos de descanso en su aplicación.

La atrofia cuando es lineal se denomina estría.[11,22,26,45]

- **Esclerosis:**

La esclerosis es una lesión secundaria que se caracteriza por la acumulación de los elementos que forman la piel, en especial de las fibras de colágeno. Por tanto, tendremos una piel dura, rígida, brillante y difícil de pellizcar.

La esclerosis es el signo más característico de la enfermedad esclerodermia. Sin embargo no se conoce el origen de esta enfermedad ni de porqué el cuerpo comienza a acumular más fibras de colágeno en la piel. Estamos ante una lesión crónica y que no tiene un tratamiento único debido a que no se conoce su etiología, por tanto, los cuidados van a ir encaminados a mejorar la calidad de vida de los pacientes evitando el dolor, la inflamación, la tirantez… en definitiva, los síntomas que vayan surgiendo.

Intentaremos mejorar la calidad de vida del paciente y evitar la progresión de la enfermedad. [39,46,47]

- **Liquenización:**

La liquenización representa una zona engrosada de la piel debido a la irritación provocada por el rascado continuo y repetido de una zona del cuerpo. En la zona afectada tendremos una piel engrosada y rugosa, más oscura que la piel intacta, con pliegues muy marcados y que aparece con una sensación de prurito muy grande.

Este tipo de lesiones puede ser secundario a enfermedades como la dermatitis atópica crónica debido al rascado continuo.

El tratamiento ira encaminado a eliminar el agente causal de la lesión, sin embargo, existen unos cuidados a tener en cuenta en todos los pacientes:

- Hidratación de la piel.
- Evitar cambios de temperatura bruscos.
- Evitar los baños con agua muy caliente.
- Vendaje u oclusión si el prurito es muy intenso para evitar lesiones peores.
- No frotar la piel con fuerza al secarla después de la ducha.
- Mantener las uñas cortas para evitar más lesiones.[22,26]

A modo de resumen práctico, en el anexo 4 podemos encontrar una serie de planes de cuidados enfermeros para el tratamiento de alguna de estas lesiones.

6 CICATRICES

Consideramos importante realizar unos apartados para hablar exclusivamente de las cicatrices ya que son unas de las lesiones cutáneas más comunes y que afectan a toda la población, por ello vamos a profundizar más en el tema.

En este apartado se estudia la importancia de los diferentes procesos fisiológicos que lleva a cabo nuestro organismo ante una alteración de la integridad cutánea. La piel es un órgano externo que nos protege frente a las agresiones del exterior, aquí reside la importancia de conocer exhaustivamente los mecanismos de cicatrización. La cicatriz, además de ser un mecanismo de defensa de la piel, puede ocasionar problemas médicos tales como prurito, dolor, problemas psicológicos en relación con la imagen corporal…entre otros. Al producirse la herida se desencadenan los procesos de reparación cutánea que se encargan de mantener la homeostasis del medio interno, formando de este modo la cicatriz. A continuación, iremos conociendo que es una cicatriz, así como los procesos de cicatrización que hemos ido vislumbrando. El conocimiento de estos aspectos es muy importante para lograr unos buenos resultados en el cuidado de las cicatrices, siendo interesante para profesiones como Enfermería.

6.1 Definición

La palabra cicatriz tiene su procedencia en un término griego, que significa costra. Es una marca en la piel que perdura tras su curación, o lo que es igual, una respuesta fisiológica de nuestro cuerpo ante una situación en la que se ha alterado la integridad cutánea, alterando estructura y su función. Es originada tras la aparición del tejido fibroso de reemplazo. La cicatriz no tiene líneas curvas ni anejos. Su coloración es parecida al resto de la piel, aunque a veces puede estar más aclarada o bien más oscura (hipopigmentada e hiperpigmentada), y pueden ser clasificadas en normotróficas, atróficas, hipertróficas y queloides. Diremos que, una cicatriz refleja el proceso en el que la herida es reparada. A este proceso se conoce con el nombre de cicatrización y consta de tres etapas diferenciadas: Inflamación, Formación de tejido de granulación y Maduración/Remodelado [44,48]

6.2 Etapas de cicatrización

Como hemos indicado anteriormente, el proceso normal de cicatrización está formado por tres etapas: inflamación, proliferación y maduración/remodelado.
- Inflamación: Fase inicial, aparición de hematoma. Éste actúa como una barrera transitoria. El coágulo es el encargado del movimiento de las células inflamatorias. La plaquetas se desgranulan y liberan factores de crecimiento, entre los que se encuentra el factor transformador del crecimiento beta 1. Estos factores se encargan de: iniciar la reclutación de células inflamatorias, formar la matriz extracelular y vascularizar nuevamente la zona afectada.

Existen una serie de señales (p.ej.: productos de fibrinólisis), que actúan como vías quimiotácticas para atraer a los monocitos y los neutrófilos (fagocitan y destruyen los microorganismos) hacia la herida. Estas células irán desde el torrente sanguíneo hasta la herida, a través de células endoteliales de los capilares adyacentes a la zona lesionada.

Las citocinas proinflamatorias indicarán las señales pertinentes para activar los queratinocitos y los macrófagos locales. En las primeras 24-48 horas, los monocitos del infiltrado son activados como macrófagos y eliminan patógenos residuales y desechos celulares. Dichos macrófago también estimulan la incorporación de fibroblastos hacia la herida.

Podemos decirlo así:

1º Hemostasia: vasoconstricción, cascada de coagulación y adherencia-agregación-desgranulación de plaquetas.

2º Inflamación: vasodilatación-aumento de permeabilidad, migración y quimiotaxis (leucocitos, neutrófilos, linfocitos T, mastocitos) [44,48,49,50]
- Proliferación: Tras 48-72 horas comienza la fase proliferativa, con una duración de 2-4 semanas. Inicialmente el tejido de granulación es vascularizado y contiene muchas células.

En las heridas de grosor completo (no cicatrizan únicamente por reepitelización), los fibroblastos proliferan ofreciendo una respuesta temprana. Éstos emigran hacia la herida, donde forman una matriz extracelular. En el tejido de granulación inicial la proporción de colágeno es elevada. A continuación, los factores de crecimiento de la herida llevan a la aparición de queratinocitos y fibroblastos. Mientras esto ocurre, y una vez que en la matriz hay suficiente colágeno el número de células disminuye, consecuencia de la apoptosis de causa desconocida. A partir de aquí, aparecen moléculas responsables de la creación de nuevos vasos en la matriz, estas son las responsables de la producción de factor de crecimiento endotelial además de otras sustancias.

Cuando las heridas son mayores, la contracción que se consigue a través de los fibroblastos que, reducen el tejido de granulación y disminuyen así, el área donde crecerá el nuevo tejido (la reepitelización comienza a las pocas horas de aparecer la herida, cuando los queratinocitos emigran y estimulan el plasminógeno, activando la fibrinólisis). Es importante saber que los fibroblastos aportan tensión a los márgenes de la herida, esta contracción favorece la migración de queratinocitos y la repitalización. Cuando la lesión se ha cerrado, esta tensión desaparece.

De una manera más esquemática: Fibroplasia y miofibroblastos. Formación de la matriz, síntesis de colágeno y proteoglicanos, se forma la estructura de sostén, aparecen contracciones que reducen la herida. A continuación se cierra la solución de continuidad (Epitelización) y se facilita la nueva vascularización [48,49,50]

- Remodelado: Esta última fase tiene una duración variable entre 6 meses y 1 año. Consiste en el depósito de matriz que quedará de forma permanente. Durante la reparación, se eliminan los excesos de colágeno y de matriz a través de enzimas tisulares. Las células productoras de la inflamación abandonan la herida. Para que la cicatriz llegue a madurar es necesario que exista equilibrio entre la degradación de la matriz y la síntesis de colágeno. Durante esta fase, el colágeno, las proteínas encargadas de la contractilidad y la matriz serán formados por los fibroblastos. A su vez, éstos, junto con mastocitos, células endoteliales y macrófagos, se encargaran de sintetizar las enzimas que participan en esta fase de remodelación. Entre las proteinasas y sus inhibidores, también tiene que existir un equilibrio, gracias al cual se producirá la reparación de tejido.

Este nuevo tejido, no alcanzará la misma tensión que el resto de nuestra piel, por tanto será más vulnerable a una nueva lesión [48,49,50,51]

En resumen, en la reparación de la herida participan numerosas células, así como sustancias liberadas por las mismas. Conocemos tres fases, inflamación, proliferación y remodelación, que aunque las estudiamos por separado, son tres fases que se van produciendo de manera simultánea.

En la fase inflamatoria incluiremos todo lo relacionado con la hemostasia, y la llegada de los linfocitos a la zona de la lesión. La proliferativa contendrá la migración de queratinocitos, fibroblastos y células endoteliales, encargados en la formación de la nueva dermis y epidermis. Finalmente, en la fase de remodelación, la cicatriz sufrirá unas modificaciones en su estructura que llevarán a la formación del tejido final, de características similares al resto de nuestra piel, pero no igual.

6.3 Clasificación

Cualquier lesión que sufra nuestra piel dejará una cicatriz, ésta es el reflejo de la reparación de esa zona. Inicialmente presenta muy baja resistencia a la rotura, pero durante los 6-12 meses siguientes, durante el proceso de remodelación, alcanzará una resistencia mayor (70-80%). Esto es posible gracias a los depósitos de colágeno y al entrecruzamiento producido, dando lugar a una cicatriz madura, pero a veces esto no ocurre así, y aparecen formas patológicas de cicatrización (cuando existe un crecimiento exagerado o insuficiente del nuevo tejido). Si esto ocurre, las etapas de la cicatrización se verán alteradas, y las actividades que ocurren en cada una de ellas también (ejemplo: depósitos de colágeno exageradamente mayores, mayor tiempo de cicatrización… entre otros). Las diferencias entre estas cicatrices son clínicas, histopatológicas y evolutivas, pues se desconocen su fisiopatología. Existen una serie de factores que influyen en el proceso de cicatrización y veremos más adelante.

Como hemos ido diciendo, las cicatrices hipertróficas y queloides son el resultado de la pérdida de control en los mecanismos de regulación del balance reparación-regeneración tisular. Aquí intervienen factores genéticos, mecánicos y mecanismos moleculares capaces de alterar la composición de la matriz extracelular y del colágeno de la piel. Estos tipos de cicatrices son el resultado exagerado a la acción deTGF-B1 y factores de crecimiento del tejido conectivo. Además también se encuentra relación con la reducción de los mecanismos de apoptosis, pues ciertos fibroblastos son resistentes los a mecanismos de degradación fisiológica. Para finalizar, la agregación familiar y la predisposición de algunos individuos, hacen que sean más o menos susceptibles de presentar cicatrices patológicas.

- Hipertróficas: tipo de cicatriz patológica, caracterizada por su contenido en colágeno fibrilar, dispuesto paralelamente en la superficie cutánea, además de un alto contenido en fibroblastos. Respetan los bordes de la lesión, y aumentan el tamaño a partir de los márgenes. Con respecto a la circulación de la zona afecta, los vasos sanguíneos están total o parciamente ocluidos. Normalmente no presentan síntomas, aparecen tras instaurarse la lesión y se mitigan paulatinamente. Se da frecuentemente entre los jóvenes. La pigmentación puede variar con el tiempo y la superficie suele ser lisa. Este tipo de cicatriz se presenta en tórax, espalda, lóbulo de la oreja, entre otros, y raramente en regiones distales (palma del pie o de la mano), pene, escroto o párpados.[44, 52]

- Queloides: se caracteriza por haces de colágeno grueso, que siguen un patrón nodular y presentan gran cantidad de eosinófilos en la sangre. Los núcleos de fibroblastos son voluminosos, los queloides en sí, poseen una densa red de vascularización, y un exceso de proliferación tisular. A veces, se presenta inflamación excesiva como respuesta a una infección. Este tipo de cicatriz presenta una forma irregular (ancha y nodular), en la que los bordes no son respetados, y no desaparecen con el tiempo. Se extiende a hacia zonas adyacentes y presentan síntomas como prurito y sensibilidad al tacto. Puede ocurrir a partir de una lesión situada en cualquier parte del cuerpo, presentando más incidencia en las pieles más pigmentadas (raza negra), en personas de edad media, y pocas veces en lactantes o ancianos.[44,52]

- Atróficas: tipo de cicatriz patológica más común. En éstas, el patrón de colágeno es parecido a las hipertróficas. La red vascular y la celularidad es mucho menor. La cicatriz atrófica es delgada y presenta ciertas arrugas, a veces presentan una depresión de la zona. Respetan los límites de la piel lesionada y quedan por debajo de los límites de la piel sana. Puede aparecer en personas de cualquier edad, y en cualquier zona del cuerpo. Cursa de manera asintomática.[44]

7 CICATRIZACIÓN

Además de los factores que se exponen a continuación, la cicatrización excesiva ha sido relacionada con la presencia de polimorfismos de ciertos genes (reguladores de la actividad de la familia TGFG o sus receptores (13)). Esto proporciona una explicación al desarrollo de cicatrices con calidad diferente en personas que no presentan factores de riesgos conocidos.

Sin embargo, el proceso de cicatrización ya sea normal o patológico, puede verse afectado por numerosos factores. Existen factores sobre los que no podremos actuar como el sexo o la raza de la persona y que sean invariables sobre el proceso de cicatrización. Por el contrario, hay otros muchos otros con los que podemos trabajar y mejorar, como la nutrición o las enfermedades de base, para que la cicatrización de nuestras heridas sea de la forma más rápida y satisfactoria posible.

Sería imposible dar una serie de pautas fijadas para que el proceso de cicatrización sea efectivo para todas las personas. Como veremos a continuación, existen muchos factores que hacen que cada herida sea única en cada persona, y por lo tanto, que su cicatrización cambie según la persona, su estado de salud o su etapa en la vida.

- Edad: la cicatrización es más rápida en los pacientes jóvenes, sin embargo existe con mayor frecuencia la cicatrización hipertrófica y queloidea. Los lactantes y los ancianos no presentan cicatrices atróficas.
- Genética (Sexo y raza): en cuanto a la raza podemos decir que las personas de raza blanca tienen a formar más cicatrices que la negra, sin embargo esta última, tiende a desarrollar más cicatrices en todas las partes del cuerpo.

En cicatrices queloides es frecuente que haya antecedentes familiares, además son más frecuentes en pieles más pigmentadas como por ejemplo la raza negra y en personas del grupo sanguíneo A. La incidencia entre hombres y mujeres es similar.

Entre las mujeres, las postmenopáusicas cicatrizan peor que las que están en edad fértil debido a la influencia de los estrógenos.

- Hormonas: las hormonas sexuales intervienen en el proceso de cicatrización, concretamente en etapas como la proliferación y la inflamación. En especial, los estrógenos, ayudando en la formación de fibrosis y por consiguiente de la cicatriz. Los tratamientos hormonales sustitutivos utilizados en mujeres

postmenopáusicas, aceleran la reparación tisular.
- Localización anatómica: existen zonas donde la reparación será completa, como en las encías y otras donde la reparación costará más y en ocasiones dará lugar a cicatrices patológicas, como es el tórax o la espalda. Las zonas del cuerpo expuestas a mucha tensión pondrán mayor dificultad para la cicatrización.
- Tratamiento de la herida: los cuidados que ha tenido la herida desde el primer momento en el que aparece van a ser esenciales para la correcta cicatrización, y aquí tiene un papel esencial la enfermería. La falta de desbridamiento, un mal cuidado de una sutura o un mal manejo y control de la infección puede ocasionar que nuestra herida sufra un retraso en la cicatrización o como consecuencia aparezca una cicatriz patológica.
- Circulación sanguínea: tener un buen riego sanguíneo es esencial para una buena cicatrización de las heridas. Con un aporte inadecuado de sangre, la herida carecerá de suficientes nutrientes y oxígeno como para que las células actúen en el proceso de cicatrización. Un aporte bajo de glóbulos blancos, hace disminuir el desbridamiento del tejido dañado y por tanto, se dificulta el proceso de proliferación celular.
- La nutrición: una dieta pobre en proteínas, vitaminas A y C o sales minerales como el calcio o el hierro entre otros, dificultará el proceso de cicatrización y de división celular.
- Enfermedades de base: un estado de salud es esencial para el proceso de cicatrización. Tener patologías de base que afecten al funcionamiento correcto del organismo, pone en jaque al proceso de cicatrización. Enfermedades como la diabetes o la arterioesclerosis entre otras, afectan en gran medida a la cicatrización de las heridas.

La acumulación de lípidos y colesterol en las paredes de los vasos sanguíneos que sufren las personas con arterioesclerosis, hace que disminuya el riego sanguíneo a ciertas zonas del cuerpo, dificultando por tanto la cicatrización.
- Factores locales: además de los anteriores pueden existir factores locales dentro de la herida que afecten a la cicatrización, por ejemplo:
  - Temperatura: una temperatura por debajo de 37° provoca vasoconstricción y disminución de la perfusión sanguínea.
  - Deshidratación: si dejamos la herida al descubierto favorecemos la formación de una escara que reseque la herida y actúe de barrera. La cura en ambiente húmedo favorece la proliferación de nuevo tejido de granulación.
  - Infección: una contaminación de la herida mantenida durante tiempo hace que se mantenga en el tiempo una fase de inflamación perjudicial para la cicatrización de la herida, además de la carga bacteriana que conlleva. [44, 53]

8 CUIDADOS

Las cicatrices patológicas se convierten en uno de los motivos más repetidos de consulta en dermatología, pues desencadenan síntomas como dolor o prurito y además afectan a la estética, lo que supone, en muchas ocasiones un problema para el paciente, asociado a la autoestima, o la depresión. Como bien sabemos, las cicatrices permanecerán en el cuerpo el resto de la vida, pero existen métodos que permiten mejorarlas a nivel estético y sintomático.

Entre las patológicas, hay unas que responde mejor a los tratamientos que otras, como las hipertróficas. Además, el tiempo es un factor importante a la hora de tratarlas, pues a más tiempo, peor respuesta a los tratamientos. La basa de estos será la misma, independientemente del tipo de cicatriz patológica en la que se aplique. Se tratará de manipular las propiedades mecánicas que se encargan de reparar la lesión, corregir la síntesis de colágeno y modular la respuesta inflamatoria. La elección del tratamiento dependerá directamente de la valoración individualizada de la lesión, así como de su profundidad, localización, o del tiempo, entre otros. Es importante también la edad del paciente y la tolerancia a tratamientos anteriores. Todo esto ayudará al dermatólogo en la elección del tratamiento.

Entre los tratamientos más utilizados encontramos frecuentemente las inyecciones de corticoides, radioterapia, silicona, interferón, criocirugía y terapia compresiva.[44] Actualmente se han incluido nuevos procedimientos usados de forma combinada. Sea cual sea el tratamientos, siempre se realizará un seguimiento continuado en el tiempo de las lesiones debido al riesgo de recidiva.[50,52,54]

- Escisión quirúrgica: las cicatrices patológicas son causas de una disfunción intrínseca al proceso de cicatrización, por tanto la cirugía no servirá para mucho. Extirpar una cicatriz queloide es difícil. Los cirujanos hacen uso de procedimientos meticulosos y específicos con los que intentan evitar las recidivas. La cirugía se acompaña de otras terapias como la inyección intralesional de corticoides, la radioterapia o la compresión de la zona.
- Corticoterapia local: primera línea de tratamiento. Su uso en tópico es limitado, pero su administración intralesional es muy eficaz. Actúa disminuyendo la inflamación y la vasodilatación, e inhibe la proliferación de

fibroblastos. Es capaz de aplanar y ablandar los queloides, siendo más eficaces en este tipo de lesión que en las hipertróficas. Es importante conocer sus efectos secundarios, hipopigmentación, atrofia... que a veces son causa de suspensión del tratamiento. Las inyecciones son compuestos de acetónido de tiamcicolina diluida con suero salino o lidocaína. Las infiltraciones muy dolorosas y hay que ponerlo en conocimiento del paciente, se repiten cada tres o seis semanas.

A veces la coriticoterapia es usada como coadyuvante a la escisión quirúrgica. En esta ocasión la infiltración se realiza una semana después de la intervención, rodeando la zona de la sutura. Luego se continuará el tratamiento durante la curación cada dos o cuatro semanas. Si no desaparece el queloide se seguirá durante tres meses. Requiere seguimiento durante tres años.

- Crioterapia: esta técnica provoca daño directo a la célula y a la vascularización de la zona. Modifica la síntesis de colágeno y la diferenciación de fibroblastos de los queloides. Se aplica con sondas de contacto o en spray, aplicando ciclos de congelación y descongelación de una duración de 10-30 segundos, transformando el tejido cicatricial antiguo en cicatrices recientes con gran parte de tejido de granulación (este tejido responderá muy bien a la infiltración de corticoides). Este tratamiento tiene muy buenos resultados en cicatrices hipertróficas, sobre todo las situadas en espalda, tórax y hombros. Es muy eficaz combinada con esteroides intralesionales. Doloroso y con riesgo de hipopigmetación. [44,52]

- Laserterpia: para este procedimiento se usan diversos tipos de láser. Cada tipo actúa de una manera diferente. El láser vascular es el más reciente. Son tratamientos poco agresivos con resultados positivos graduales. [44,52]

- Radioterapia: se usa como terapia única o combinado tras la cirugía. Existen diferentes modalidades, pero la más usada son los baños de electrones, en los dos o tres primeros días tras la intervención. La dosis depende del tamaño de la cicatriz queloide y del su localización. La radioterapia local tiene efectos secundarios (fibrosis, retraso de cicatrización). Se aconseja su uso como última opción en casos muy intensos. [44,52]

- Inmunomoduladores: son sustancias que modifican la capacidad de nuestro sistema inmune para ejercer una o más funciones como puede ser la producción de anticuerpos, o secreción de mediadores inflamatorios entre otros. Existen diferentes tipos como: Imiquimod, Interferón alfa, 5-Fluoracilo, Bleomicina, Retinoides Tópicos y Factor de Transformación Beta 3.[44]

- Terapias oclusivas (compresión): Acelera la maduración de la cicatrices, aunque su mecanismo de acción es desconocido se intuye que está relacionado con la hipoxia tisular y las diferencias de temperatura que conlleva a degenerar el colágeno. Se usan para ello todo tipo de vendajes, según cada individuo, aunque está limitado porque solo puede usarse unas ciertas zonas del cuerpo. Solo se usará en zonas donde la compresión pueda ser constante durante 8 horas/día los primeros seis meses. Habitualmente se

usan parche de silicona durante 12 horas/día en u periodo de 10 meses. [44,52]
- Silicona: terapia de referencia incluida dentro de los métodos no invasivos. Junto con la corticoterapia intralesional, son los tratamientos con más evidencias en la actualidad. Se usa en diversos formatos, laminas, cremas o geles. Cada presentación varía en su composición, durabilidad y adhesión. Mientas más compacto sea el producto, mayor es su duración, pero menor la adherencia a la dermis.

Actualmente se usa en láminas de elastómero o en gel. Indicadas en los mismos casos y con la misma eficacia. Son láminas delgadas, duraderas y muy flexibles que permiten su uso continuo, y buena tolerancia. Los beneficios derivan de la oclusión del estrato córneo y de la hidratación, aunque se desconoce exactamente su mecanismo de acción. Es un método fácil y sencillo de usar, que debe mantenerse 12horas/día.

De manera más específica, podemos decir que tanto la lámina de silicona como el gel sirven para prevención y tratamiento de cicatrices patológicas. Se usan dos veces al día, en periodos de 3-6 meses. Ambas son bien toleradas, pero la lámina puede ocasionar prurito, maceración o reacción local de la zona, que se solventa progresivamente con el tiempo de aplicación. Sin embargo el gel no produce esos efectos secundarios, y es mejor aceptado por los pacientes, al aplicarlo queda un capa fina transparente sobre la piel, siendo más útil en zonas como la cara. [44,52]

9 RESUMEN

La piel es el órgano más extenso del ser humano, teniendo su origen en el ectodermo y el mesodermo. Nuestra piel cumple significativas funciones como la de protección (función principal), termorregulación, absorción, excreción, sensorial, inmunitaria y pigmentaria. Este órgano está formado por tres capas y anejos.
- Epidermis: Capa superficial, no posee vasos sanguíneos. Formada por estrato basal (melonocitos y células de Merckel), espinoso (queranocitos y células de Langerhans), gránulos, lúcido y córneo.
- Dermis: Capa más gruesa. Contiene vasos sanguíneos, terminaciones nerviosas y anejos cutáneos. En la dermis encontramos dos capas, la adventicia y la reticular.
- Hipodermis: Parte más profunda. Formada por tejido adiposo maduro.
- Anejos: No son una capa, pero comprenden los folículos pilosos, las glándulas sebáceas y sudoríparas, y las uñas.

Una vez que hemos conocido la piel, nos adentramos en las lesiones que de ella pueden derivar. Teniendo en cuenta que una lesión cutánea es una alteración de la piel, con pérdida o no de la continuidad de la superficie cutánea, que impide que todas sus funciones se realicen como normalmente. En la mayoría de los casos, se produce alguna alteración visualmente perceptible a simple vista. Existen diferentes tipos de lesiones en la piel. Según las diferentes referencias bibliográficas consultadas, existen:
- Lesiones primarias: aparecen al inicio de la afectación. Dentro de esta, esta las de consistencia sólida (mácula, pápula, habón o roncha, tubérculo, nódulo, goma y tumor), y de contenido líquido (vesícula, ampolla, flictena, pústula, quiste y absceso).
- Lesiones secundarias: lesiones que surgen de la evolución de una primaria, a lo largo del tiempo. Hay varios tipos, las destinadas a eliminarse (escamas y costras), solución de continuidad (erosión, úlceras, úlceras vasculares arteriales, úlceras vasculares venosas, úlceras de pie diabético, úlceras por presión, fisura e intertrigo) y las reparadoras o hiperplásicas (cicatriz, queloide, atrofia, esclerosis y liquenización).

Pueden presentarse generalizadas o en zonas concretas, continuas o en brotes. Además pueden mostrar una coloración normal u otra diferente. Las zonas más susceptibles a la aparición de lesiones son los pliegues cutáneos. Las causas por las que pueden aparecer lesiones en la piel son variadas (radiaciones UV, envejecimiento).

En dermatología, el diagnóstico es uno de los pasos más importantes dentro del proceso patológico. Para ello es fundamental la historia clínica, que incluye la anamnesis y el examen físico del paciente, dentro de este cobran vital importancia la inspección y la palpación, con las que se conocerá el tipo de lesión, la forma, el color, la disposición, los bordes o la distribución entre otros. Para conocer el diagnóstico definitivo correspondiente a una determinada lesión, hacemos uso de las pruebas complementarias, que incluyen la Luz de Wood, Prueba del Parche, Fototest, Epiluminiscencia…entre otras. El tratamiento vendrá determinado por cada tipo de lesión.

Ante una alteración de la integridad cutánea, nuestro organismo pone en marcha diferentes procesos fisiológicos, produciéndose las cicatrices. Una cicatriz es una marca en la piel que perdura tras su curación. En ella se ve alterada la función y la estructura de la piel. El proceso a través del cual se lleva a cabo la cicatrización, consta de tres fases: inflamación, proliferación y maduración/remodelado, que aunque estudiamos de manera separada, se producen simultáneamente. En la fase inflamatoria incluiremos todo lo relacionado con la hemostasia, y la llegada de los linfocitos a la zona de la lesión. La proliferativa contendrá la migración de queratinocitos, fibroblastos y células endoteliales, encargados en la formación de la nueva dermis y epidermis. Finalmente, en la fase de remodelación, la cicatriz sufrirá unas modificaciones en su estructura que llevarán a la formación del tejido final, de características similares al resto de nuestra piel, pero no igual.

Las cicatrices requieren una mención especial por los diferentes tipos que existen (hipertrófica, queloide y atrófica), los tratamientos específicos (escisión quirúrgica, crioterapia, corticoterapia, entre otros), los cuidados que precisan y por las repercusiones físicas y psicológicas que pueden desencadenar en el paciente.

10 BIBLIOGRAFÍA

1. Iglesias Diez L, Guerra Tapia A, Ortiz Romera PL. Tratado de Dermatología. Segunda ed. Madrid: McGRAW-HILL/INTERAMERICANA DE ESPAÑA, S.A.U.; 2004.
2. García Álvarez Y, Molinés Barroso RJ. Enfermería médico quirúrgica 4: Piel. En: Grupo CTO. Manual CTO de enfermería. 6º Edición. Madrid: CTO editorial; 2015. Pg 1041-1057.
3. Fitzpatrick TB, Johnson RA, Wolff K. Altas en color y sinopsis de dermatologia clínica. Cuarta ed. Madrid: McGRAW-HILL.INTERAMERICANA DE ESPAÑA, S.A.U.; 2001.
4. Hill MJ. Atlas en color de la piel. Hill MJ. Trastornos cutáneos. Madrid: Mosby-Doyma Libros S.A.; 1996. Pg 1-11.
5. Albisu Y. Atlas de dermatología pediátrica. Barcelona: Océano/ergon. 1999.
6. Ruiz Villaverde R, Blasco Melguizo J. Dermatología geriátrica. primera ed. Jaén: Formación Alcalá S.L.; 2004.
7. Conejo-Mir J, Moreno J C, Camacho Martínez F. Manual de dermatología. 1ªEdición. Madrid. Editorial GRUPO Aula médica. 2010.
8. Bielsa Marsol I, Ferrandiz Foraster C, Fonseca Capdevila E, Puig Sanz L, Ribera Pibernat M. Dermatología Clínica. 3º Edición. Barcelona. Elsevier. 2009.
9. Magaña García M, Magaña Lozano M. Dermatología. 2ª Edición. México. Editorial Médica Panamericana. 2011.
10. Achenbach R E. Fenómeno de Koebner. Revista argentina dermatología [Internet]. 2011 [citado 14 Marzo 2016];92(3): Disponible en: http://www.scielo.org.ar/scielo.php?script=sci_arttext&pid=S1851-300X2011000300005&lng=es
11. Sánchez Umaña I, Quesada González A, Cedeño Quesada ML. Lesiones elementales en dermatología. Rev Med Costa Rica. 2010; 67(594): 345-348.
12. Ribera Pibernat. M, Casanova Seuma. J.M. Enfermedades de la piel. Barcelona: FMC-Protocolos; 2002.
13. Serna J, Vitales M, López M.C, Molina A. Dermatología. Mª Cinta GP. Farmacia hospitalaria - Tomo II. 3ªedición. SEFM; 2002. 841-875.

14. Trimbeth OM, Cajone M.C, Pasquali P, Trujillo B, Roizental M. Malformaciones vasculares a predominio cutáneo: diagnóstico y tratamiento. Pediatría y dermatología. Venezuela. 2005;43(1).
15. González-Guerra E. Lesiones elementales clínicas dermatológicas. Alfa y omega. 2012;18:25-26.
16. De la Peña Llerandi A. Exploración clínica práctica en dermatología. SEMERGEN. 2003;29(1):30-9.
17. Bermejo Ferrol A, López Jornet P. Liquen plano oral. Naturaleza, aspectos clínicos y tratamiento. RCOE. 2004;9(4):395-408.
18. Chicharro Luna E, Abenza Mira N, Alfayate Diez N, Bataller Castelló P, Fernández Bohajar M. M. Ácido Salicílico en el tratamiento de la verruga plantar. Revista del Colegio de Podólogos de la Comunidad de Madrid. 2007;38:455-460.
19. Bonilla A, Vera A, Bonito R. Candidina intralesional en el tratamiento de las verrugas planas en la cara. Piel. 2005; 20(3):112-114.
20. Díaz de la Rocha A, Collado Caballero S, Rodríguez García M. A. Valor terapéutico de la criocirugía en algunas afecciones dermatológicas. Dermatología Venezolana. 1990;28(2).
21. Bedin G. Urticaria. Causas y tratamiento. Revista de postgrado de medicina. 2007; 172: 3-172.
22. Fisterra.com [Internet]. España: Elseiver; ([26 mayo 2011; citado 23 abril 2016]. Lesiones cutáneas elementales. Disponible en: http://www.fisterra.com/guias-clinicas/lesiones-cutaneas-elementales/#4334
23. Almeida Jurado B. Semiología de la piel. En: Calero Hidalgo G, Ollague Torres J. M. Dermatología práctica. Actualización de conocimientos y experiencia docente. Segunda edición. Ecuador: Medicosecuador; 2007. p.27-38.
24. MedLinePlus [Internet]. Philadelphia: Dr.Tango; 2015 [4/5/2015; citado 4/5/2016]. Resección de quiste pilonidal. Disponible en: https://www.nlm.nih.gov/medlineplus/spanish/ency/article/007591.htm
25. Palomar Llatas F, Fornes Pujalte B. Piel perilesional y tratamientos. Anedidic [Internet]. 2007 [citado 21 abril 2016];1(0):24-31. Disponible en: https://dialnet.unirioja.es/servlet/articulo?codigo=4625378
26. Lepori LR. Lesiones elementales de la piel. En: Cohen A. ed. Psoriasis y otras dermatosis frecuentes. Ed. Buenos Aires: Letbar Asociados S.A.; 2010. P.12-32.
27. MedlinePlus [Internet]. Bethesda: MedlinePlus; [14 abril 2015; 21 abril 2016]. Escamas (aprox. 2 pantallas). Disponible en: https://www.nlm.nih.gov/medlineplus/spanish/ency/article/003226.htm
28. AEDV: Academia española de dermatología y venereología [Internet]. Madrid: AEDV; 2002 [Agosto 2011; citado 21 abril 2016]. Hidratación o nutrición: ¿Qué es lo que tu piel necesita? Disponible en: http://aedv.es/comunicacion/notas-de-prensa/hidratacion-o-nutricion-que-es-lo-que-tu-piel-necesita/

Guía 7: LESIONES CUTÁNEAS

29. Pic Solution y Sociedad Española de Heridas (SHER). Guía para el correcto cuidado de las heridas. Sociedad española de heridas; 2012 [citado: 21 Abril 2016]. Disponible en: http://www.seherweb.es/index.php/biblioteca-virtual
30. Hernández Vidal PA, Fernández Marin C, Clement Imbernón J, Moñinos Giner MR, Pérez Baldo A, Lorente Tomás A, Hernández Abril JM, Flores Muñoz M, et al. Úlceras por presión y heridas crónicas. Agencia Valenciana de salud, Departamento de salud de la Marina Baixa. Valencia; 2007 [citado: 21 abril 2016]. Disponible en: http://gneaupp.info/ulceras-por-presion-y-heridas-cronicas/
31. Úlceras.net [Internet]. Sevilla: Úlceras.net; 2001 [citado 21 abril 2016+. Úlceras vasculares (aprox. 9 pantallas). Disponible en: http://www.ulceras.net/monograficos/85/86/ulceras-vasculares-anatomia.html
32. Jiménez García JF, Barroso Vázquez M, de Haro Fernández F, Hernández López MT. Guía de práctica clínica para la prevención y cuidados de las úlceras arteriales. Servicio Andaluz de Salud. Conserjería de salud; 2009 [citado 23 abril 2016]. Disponible en: http://gneaupp.info/guia-de-practica-clinica-para-la-prevencion-y-cuidado-de-las-ulceras-arteriales/
33. Úlceras.net [Internet]. Sevilla: Úlceras.net; 2001 [citado 23 abril 2016]. Pie diabético (aprox. 5 pantallas). Disponible en: http://www.ulceras.net/monograficos/83/66/pie-diabetico-epidemiologia.html
34. Úlceras.net [Internet]. Sevilla: Úlceras.net; 2001 citado 23 abril 2016]. Úlceras por presión (aprox. 9 pantallas). Disponible en: http://www.ulceras.net/monograficos/86/96/ulceras-por-presion-epidemiologia.html
35. García Fernández FP, Montalvo Cabrerizo M, García Guerrero A, Pancorbo Hidalgo PL, García Pavón F, González Jiménez F, Briones Izquierdo O, Arboledas Bellón J, et al. Guía de práctica clínica para la prevención y el tratamiento de las úlceras por presión. Servicio Andaluz de Salud. Conserjería de salud; 2008 [citado 23 abril 2016]. Disponible en: http://gneaupp.info/prevencion-y-tratamiento-de-las-ulceras-por-presion/
36. Grupo de heridas crónicas del complejo hospitalario universitario de Albacete. Guía para el cuidado de úlceras. Servicio de Salud de Castilla-La Mancha; 2008 [citado 23 abril 2016]. Disponible: http://gneaupp.info/guia-para-el-cuidado-de-las-ulceras/
37. Barón Burgos MM, Benítez Ramirez MM, Caparrós Cervantes A, Escarvajal López ME, Matín Espinosa MT, Moh Al-Lal Y, Montoro Robles MI, Mohamed Villanueva E, et al. Guía para la prevención y manejo de las UPP y heridas crónicas. Ministerio de Sanidad, Servicios sociales e igualdad. Gobierno de España; 2015 [citado 14 septiembre 2016]. Disponible en: http://gneaupp.info/guia-para-la-prevencion-y-manejo-de-las-upp-y-heridas-cronicas/
38. Martínez Cuervo F. Atención avanzada al paciente con úlceras por presión. En: Perelló Campaner C, Gómez Salgado J. Atención enfermera en

situaciones comunes en la práctica asistencial. Ed. Madrid: Enfo Ediciones; 2007. Pag. 399-449.
39. Dra. Gemma Simal, Dermatóloga [Internet]. La Rioja: Gemma Simal; 2013 [citado 23 abril 2016]. Lesiones elemantales en dermatología. Disponible en: http://xn--dermatologologroo-uxb.es/lesiones-elementales-en-dermatologia/
40. DermNet NZ [Internet]. New Zealand: DermNet; 2006 [29 diciembre 2013; citado 23 abril 2016]. Cracked heles. Disponible en: http://www.dermnetnz.org/scaly/cracked-heels.html
41. Janniger CK, Schwartz RA, Szepietowski JC, Reich A. Intertrigo and common secondary skin infections. AAFP [Internet]. 2005; 72(5); 833-838. Disponible en: http://www.aafp.org/afp/2005/0901/p833.html
42. DermNet ZN [Internet]. New Zealand: DermNet; 2006 [29 diciembre 2013; citado 23 abril 2016]. Intertrigo. Disponible en: http://www.dermnetnz.org/dermatitis/intertrigo.html
43. DermNet ZN [Internet]. New Zealand: DermNet; 2006 [29 diciembre 2013; citado 23 abril 2016]. Keloids and hypertrophic scar. Disponible en: http://www.dermnetnz.org/dermal-infiltrative/keloids.html
44. Herranz P, Santos Heredero X. Cicatrices, guía de valoración y tratamiento. Madrid. Publicidad Just in time S.L.; 2012 [citado 23 abril 2016]. Disponible en: http://www.ulceras.net/userfiles/files/Libro_cicatrizacion_baja.pdf
45. DermIS [Internet]. Alemania: dermis; [citado 23 abril 2016]. Daño por corticoides tópicos. Disponible en: http://www.dermis.net/dermisroot/es/43319/diagnose.htm
46. Instituto nacional de artritis y enfermedades musculoesqueléticas y de la piel [Internet]. Bethesda: NIH; [noviembre 2014; citado 23 abril 2016]. ¿Qué es la esclerodermia? Disponible en: http://www.niams.nih.gov/Portal_en_espanol/informacion_de_salud/Esclerodermia/default.asp#e
47. Salazar Nievas M, Orgaz Molina J, Girón Prieto MS, Espiñeira Carmona MJ, Gutiérrez Salmerón MT, Naranjo-Sintes R, Ortego N, Arias-Santiago S. Manifestaciones cutáneas de la esclerodermia: un reto terapéutico. Actual med [Internet]. 2011 [citado 23 abril 2016]; 96(783): 30-37. Disponible en: https://dialnet.unirioja.es/servlet/articulo?codigo=4887537
48. Díez Iglesia L, Guerra Tapia A. Tratamiento de las cicatrices. 1ª Edición. Madrid. Elsevier. 2007.
49. Paige Teller M D, White T. Fisiología de la cicatrización de la herida: de la lesión a la maduración. Surg Clin. 2009. N. Am. 89, pag. 99-610.
50. Guarín Corredor C, Quiroga Santamaría P, Landinez Parra N C. Proceso de cicatrización de heridas de la piel, campos endógenos y su relación con heridas clínicas. Rev. Fac. Med. 2013 Vol. 61 No. 4: 441-448
51. Benavido Joaquín. Reparación de heridas cutáneas. 2008. Rev. Asoc. Gl. Dermatol. Vol.16, Nº 1. Pag 29-35.
52. Andrades P, Benítez S, Prado A. Recomendaciones para el manejo de cicatrices hipertróficas y queloides. Rev Chil Cir. 2006. 58 (2): 78-88.

53. Lucha Fernández V, Muñoz Mañez V, Formes Pujalte B, García Garcerá M. La cicatrización de las heridas. ANEDIDIC [Internet]. 2008 [citado el 20/06/2016];2(3):8-15. Disponible en: https://dialnet.unirioja.es/servlet/articulo?codigo=4606613
54. Gallardo Zabala A, Cohen Benzaquen R, Zurita Malavé E, Sáenz A M, Calebotta A, Rivero A L. Cicatrización de las heridas. Dermatol. Venez. Vol 47. Nº 3, Nº4, 2009.

EDITOR: *Diego Molina Ruiz*

11 ANEXOS

EDITOR: *Diego Molina Ruiz*

ANEXO 1. TABLA 1:
Tabla 1: Clasificación de las úlceras de pie diabético según Wagner.

GRADO	LESIÓN	CARACTERÍSTICAS
0	Ninguna, pie de riesgo	Callos gruesos, cabezas metatarsianas prominentes, dedos en garra, deformidades óseas
1	Úlceras superficiales	Destrucción total del espesor de la piel
2	Úlceras profundas	Penetra en la piel, grasa, ligamentos pero sin afectar hueso. Infectada
3	Úlceras profundas más absceso	Extensa, profunda, secreción y mal olor
4	Gangrena limitada	Necrosis de parte del pie
5	Gangrena extensa	Todo el pie afectado, efectos sistémicos.

Fuente: Elaboración propia.

EDITOR: *Diego Molina Ruiz*

ANEXO 2. TABLA 2:
Tabla 2: Clasificación Úlceras por presión.

ESTADIO I	**Piel intacta con eritema que no palidece al presionar.**
ESTADIO II	Pérdida parcial del espesor de la piel que afecta a epidermis, dermis o ambas. Ampolla
ESTADIO III	Pérdida total del grosor de la piel que implica lesión o necrosis del tejido subcutáneo.
ESTADIO IV	Pérdida total del espesor de los tejidos (músculo y hueso visibles)

Fuente: Elaboración propia.

EDITOR: *Diego Molina Ruiz*

ANEXO3. TABLA 3:
Tabla 3: Escala de Braden.

	Percepción sensorial	Exposición a humedad	Actividad	Movilidad	Nutrición	Roce y peligro de lesiones
1	Completamente limitada	Constantemente húmeda	Encamado	Completamente inmóvil	Muy pobre	Problema
2	Muy limitada	A menudo húmeda	En silla	Muy limitada	Probablemente inadecuada	Problema potencial
3	Ligeramente limitada	Ocasionalmente húmeda	Deambula ocasionalmente	Ligeramente limitada	Adecuada	No existe problema
4	Sin limitaciones	Raramente húmeda	Deambula frecuentemente	Sin limitaciones	Excelente	No existe problema

≤ 12 = Riesgo Alto   13-15 = Riesgo Medio   ≥ 16 = Riesgo bajo

Fuente: Elaboración propia.

EDITOR: *Diego Molina Ruiz*

ANEXO 4:
Planes de cuidado enfermeros

Caso 1: Queloides.

Datos generales:

Mujer de 22 años de edad, residente en Bornos, Cádiz. Vive con sus padres, estudiante de Derecho en la Universidad de Huelva. Soltera, sin hijos. Independiente para todas las actividades de la vida diaria.

Acude a su médico de familia para solicitar cita con especialista en dermatología para la valoración de nevus corporal en espalda, zona escapular izquierda. Éste remite a dermatólogo, quién valora la lesión.

Antecedentes:

- Intolerante a metamizol.

- Cólicos nefríticos de repetición.

- Escoliosis en un CISA del cuello, con desviación de columna y elevación de parte derecha de la cadera.

Antecedentes familiares:

Familiar diagnosticado de cáncer de piel (melanoma), en consecuencia éxitus.

Tratamiento actual:

- Acalka alternando una semana si la siguiente descanso.

Situación actual:

Dermatólogo realiza anamnesis y exploración física. Lesión cutánea en zona escapular izquierda. Características: Nevus sobreelevado, bordes irregulares, color marrón oscuro con un punto negro en zona central. Diámetro de 5 mm. Se observan nevus en numerosas partes del cuerpo, aunque sólo este presenta dichas características, por ello y por los antecedentes familiares, dermatóloga decide realizar una prueba complementaria.

La prueba elegida es una biopsia, que permite la detección de cáncer de piel. La toma de muestra se realiza por exéresis quirúrgica. Intervención realizada el 5 de mayo de 2016

Resultado prueba complementaria obtenidos el 11 de mayo de 2016: Nevus melanocítico intradérmico. Márgenes libres de lesión. Lesión benigna que no precisa seguimiento.

La herida quirúrgica curada por enfermera de atención primaria. Curas c/48 horas, lavada con suero fisiológico y curado con clorhexidina, apósito. A los 8 días retiran suturas. Ese mismo día por la tarde acude la paciente a su centro de salud con la herida abierta, curan y aproximan los bordes con steri strips. Curan los días sucesivos. Se observa que el tejido de la cicatriz rebasa los límites de la herida, apareciendo una masa protuberante. Según estas características decimos que estamos ante un queloide, dónde hay un crecimiento de colágeno, duro, elevado y brillante, originado en una cicatriz que luego se entiende más allá de la herida. Se aplicaron corticoides para reducirlo. Finalmente quedó una masa fácilmente detectable, sobresaliente y dando un aspecto de garra a esa zona.

Durante las consultas con la enfermera, la paciente se muestra preocupada, a veces incluso se muestra triste. No deja de preguntar sobre el aspecto que le dará la cicatriz a esa zona de su espalda. Refiere que a ella le encanta lucir la espalda durante el verano, que es muy coqueta e incluso refiere "si mi cicatriz no se resuelve, no volveré a ponerme bañador", "es horrible, estoy muy preocupada".

Plan de cuidados de enfermería

Diagnóstico Nanda:

Trastorno de la imagen corporal R/C la presencia de un queloide que afecta a su esfera psicosocial, M/P "si mi cicatriz no se resuelve, no volveré a ponerme bañador", "es horrible, estoy muy preocupada".

NOC:

Imagen corporal (1200)

- Adaptación a cambios corporales por cirugía (1-3)
- Voluntad para utilizar estrategias que mejoren el aspecto (1-3)
- Adaptación a cambios en el aspecto físico (1-3)
- Satisfacción con el aspecto corporal (2-4)

Autoestima (1205)

- Verbalización de autoaceptación (1-3)
- Sentimientos sobre su propia persona (2-3)
- Nivel de confianza (2-3)

NIC:

Potenciación de la imagen corporal (5220)

- Determinar si se ha producido un cambio físico reciente en la imagen corporal del paciente.
- Señalar la importancia de la cultura, religión, raza, género y edad del paciente en la imagen corporal.
- Ayudar al paciente a determinar el alcance de los cambios reales producidos en el cuerpo o a nivel de funcionamiento.
- Ayudar al paciente a discutir los cambios causados por la cirugía.

Potenciación de la autoestima (5400)

- Determinar la confianza del paciente en sus propios juicios.
- Reafirmar las virtudes personales que identifique el paciente.

- Abstenerse a realizar críticas negativas y de quejarse.

- Realizar afirmaciones positivas sobre el paciente.

Caso 2: Úlceras por presión.

Datos personales:

Mujer de 74 años, residente en Córdoba. Vive con su marido de 73 años, tienen 3 hijos y sólo uno de ellos vive fuera de Córdoba.

La señora sufrió una fractura de cadera en su domicilio hace 8 días y fue trasladada al hospital. Tras la operación se le coloca una prótesis en la cadera derecha.

Antecedentes personales:

- Diabetes Mellitus tipo II (mal controlada).
- HTA (Controlada con medicación).
- Incontinencia urinaria por esfuerzo.

Tratamiento actual:

- Metformina 500mg (Desayuno y cena).
- Ibesartanaurobindo 300 mg (Mañana).
- Metamizol 600 mg c/6h.

Situación actual:

Tras la entrega del informe de alta a su médico de atención primaria, la enfermera de referencia acude al domicilio de la señora para valorar el estado de la herida quirúrgica y el proceso de adaptación.

La señora de encuentra encamada en el momento de la visita. Se revisa la herida quirúrgica y tiene buen aspecto, bordes regulares y sin rastro de infección. Sin embargo, los hijos refieren que el motivo de pedir la consulta no ha sido la herida quirúrgica sino que su madre desde que salió del hospital tiene una serie de heridas que no son de la operación. Se observa y efectivamente existen una UPP de grado I en el talón izquierdo y una UPP grado II en el sacro.

La familia refiere que el tiempo que ha estado en el hospital ha llevado pañal durante todo el día y que ahora sólo lo usa por las noches, durante el día ellos la acompañan al baño.

La señora mantiene una alimentación poco variada y durante la entrevista refiere "es que el dulce de la hora de la merienda no lo puedo evitar". Bebe abundante agua durante el día (2l/día) y antes de la caída salía a hacer los recados de la casa todos los días.

Necesita ayuda para asearse y vestirse. Durante el día está acompañada por su marido y alguno de sus hijos a ciertas horas, por las noches sólo está su marido.

Duerme bien salvo por el dolor de la UPP del sacro que la despierta a veces por la noche además refiere sentirse torpe para cambiar de posición en la cama sola.

Plan de cuidados de enfermería:

Diagnóstico Nanda:

Deterioro de la integridad cutánea (00046) R/C inmovilidad física y zonas de presión M/P aparición de UPP en talón y sacro.

NOC:

Curación de la herida por 2ª intención (1103)

- Tejido de granulación (2-3)
- Piel macerada (3-4)
- Inflamación de la herida (2-3)

Estado nutricional (1004)

- Ingestión de nutrientes (2-3)

- Ingestión alimentaria (1-2)
- Ingestión de líquidos (4-5)

NIC:

Cuidado de las UPP (3520)

- Describir las características de la úlcera a intervalos regulares, incluyendo tamaño, longitud, anchura, profundidad, estadio (I-IV), posición, exudado, granulación o tejido necrótrico y epitelización.
- Observar si hay signos y síntomas de infección en la herida.
- Controlar el color, la temperatura, el edema, la humedad, y la apariencia de la piel circulante.
- Mantener la úlcera humedecida para favorecer la circulación.
- Cambiar de posición cada 1-2 horas para evitar presión prolongada.
- Enseñar a los miembros de la familia/cuidador a vigilar si hay signos de rotura de la piel, si procede.
- Enseñar al individuo o a los miembros de la familia los procedimientos de cuidado de la herida.

Manejo de la nutrición (1100)

- Ajustar la dieta al estilo de vida del paciente.
- Determinar las preferencias de comidas del paciente.
- Enseñar al paciente a llevar un diario de comidas.
- Fomentar la ingesta de proteínas, hierro y vitamina C, si es necesario.
- Fomentar la ingesta de calorías adecuadas al tipo corporal y estilo de vida

Caso 3: Cicatrices.

Datos personales:

Mujer de 29 años, embarazada de su segundo hijo, que acude a urgencias de parto a las 39 semanas de gestación. Tras valoración se realiza cesárea por presentación podálica. La herida quirúrgica se realiza sobre la cicatriz de la cesárea anterior. La mujer es de origen árabe y no entiende el español, solo acude acompañada de su marido que entiende algo de español, pero no lo habla.

Antecedentes personales:

- No refiere alergias medicamentosas.

Tratamiento actual:

- Ácido fólico.

- Hierro.

Situación actual:

Tras el alta hospitalaria de la madre y el niño la enfermera de atención primaria recibe el aviso de la enfermera gestora de casos para valorar la cura de la cicatriz de la cesárea en el domicilio de la paciente si esta no acude al centro de salud. Comprobamos que la paciente no ha acudido a su cita para la cura y vamos a su domicilio.

En el domicilio la encontramos sentada en el sofá y su marido nos ayuda a comunicarnos con ella.

La herida quirúrgica se encuentra algo enrojecida, pero sin mayores signos de infección. El apósito que retiramos se encontraba húmedo. Le explicamos a su marido los cuidados de la herida y la importancia de mantenerla seca, al igual que los signos de alarma ante una posible infección, y este se lo transmite a su mujer, pero no sabemos si nos ha entendido del todo.

También se valora si la paciente se está tomando de forma adecuada la medicación tras la intervención.

Se deja una cita para dentro de dos días para revisar la cura y contemplando la posibilidad de la ayuda de un intérprete.

Plan de cuidados de enfermería:

Diagnóstico Nanda:

Riesgo de infección (00004) R/C procedimientos invasivos.

NOC:

Control del riesgo

- Supervisa los factores de riesgo de la conducta personal (2-4)
- Sigue las estrategias del control de riesgo seleccionadas (1-3)
- Modifica el estilo de vida para reducir el riesgo (2-3)

Detección del riesgo

- Reconoce los signos y síntomas que indican riesgo 2-4
- Utiliza los servicios sanitarios en relación a sus necesidades 1-3

NIC:

Protección contra las infecciones (6550)

- Inspeccionar el estado de cualquier incisión/ herida quirúrgica.
- Inspeccionar la existencia de enrojecimiento, calor extremo o drenaje en la piel o membranas mucosas.
- Observar el grado de vulnerabilidad de la paciente a las infecciones.
- Observar signos y síntomas de infección localizada o sistemática.

- Facilitar el descanso.
- Enseñar al individuo o a los miembros de la familia los procedimientos de cuidado de la herida.

Administración de medicación (2300)

- Observar los efectos terapéuticos de la medicación en la paciente.
- Administrar la medicación con técnica y vías adecuadas.
- Observar si se producen efectos adversos, toxicidad e interacciones en el paciente por los medicamentos administrados.

Caso 4: Ansiedad del paciente.

Datos generales:

Varón de 67 años, residente en Moguer, Huelva. Antiguo guardia civil, ya jubilado, que vive con su mujer y un hijo en su casa. Además tiene dos hijas que residen en Huelva con sus respectivas familias.

Acude al servicio de urgencias de la clínica perteneciente, en Huelva, por intenso dolor en hombro izquierdo acompañado de rubor, tumor y calor en la zona afectada; que además presenta varios orificios por donde supura pus.

Antecedentes:

- Hipertensión arterial (controlada con medicación oral).
- Colesterolemia (controlada con medicación oral).
- Diagnosticado hace dos semanas de Herpes zoster en la zona afectada.

Tratamiento actual:

- Olmesartan medoxomil 20mg: en el desayuno.
- Simvastatina 20mg: un comprimido por la noche.
- Paracetamol 1gr comprimidos combinado con nolotil 575mg. en caso de dolor.

Situación actual:

Tras una primera valoración por parte del médico de guardia que los recibe en urgencias, el paciente pasa a ser ingresado para recibir antibioterapia (amoxicilina clavulónica IV cada 8 horas) y analgesia para controlar el dolor causado (metamizol IV cada 8 horas y dexketoprofeno IV cada 8 horas alternándolos). Además de curas diarias por la enfermera de planta.

Cuando vamos a realizar la primera cura encontramos la zona inflamada, dolorida y caliente. Presenta más de 10 orificios por los que al apretar la zona drena pus. Se drena todo lo posible la zona afectada para intentar evacuar todo el pus posible, posteriormente se limpia con Suero Fisiológico, se aplica Furacín en pomada y se cubre con gasas y apósitos.

Mientras realizamos la cura apreciamos que el paciente se encuentra muy inquieto y preocupado por la situación, constantemente pregunta que vamos a realizar y demanda información sobre el diagnóstico y la evolución que puede tener. El paciente siente tanta preocupación que nos dice "este bicho que me ha entrado me tiene sin dormir, sin comer y sin vivir, solo espero que me lo curéis hija porque me da miedo pensar que me vaya a quedar con este dolor para siempre"

Plan de cuidados de enfermería:

Diagnóstico Nanda:

Ansiedad R/C desconocimiento de la resolución de su enfermedad M/P ""este bicho que me ha entrado me tiene sin dormir, sin comer y sin vivir, solo espero que me lo curéis hija porque me da miedo pensar que me vaya a quedar con este dolor para siempre"

NOC:

Autocontrol de la ansiedad (1402)

- Planea estrategias para superar situaciones estresantes (1-4)
- Busca información para reducir la ansiedad (2-5)
- Ausencia de manifestaciones de una conducta de ansiedad (2-4)

Sueño (0004)

- Calidad de sueño (1-4)
- Horas de sueño (2-4)

NIC:

Enseñanza: proceso enfermedad (5602)

- Explicar la fisiopatología de la enfermedad y su relación con la anatomía y fisiología, según cada caso.
- Revisar el conocimiento del paciente sobre su estado.
- Dar seguridad sobre el estado del paciente, si procede.
- Enseñar al paciente medidas para controlar/minimizar los síntomas.

Mejorar el sueño (1850)

- Ayudar a eliminar las situaciones estresantes antes de irse a la cama.
- Fomentar el uso de medicamentos para dormir que no contengan supresores de la fase REM.
- Ajustar el ambiente (luz, ruido, temperatura, colchón y cama) para favorecer el sueño.

EDITOR: *Diego Molina Ruiz*

SOBRE EL EDITOR

DIEGO MOLINA RUIZ, Puertollano (Ciudad Real), 15 de Febrero de 1959.

Formación académica

Licenciado en Enfermería. Universidad Hogeschool Zeeland (Holanda) 2002. Especialista en Enfermería Médico-Quirúrgica. Master en Ciencias de la Enfermería. Universidad de Huelva. Diploma de Estudios Avanzados en Medicina Preventiva y Salud Pública, Universidad de Huelva.

Lugar de trabajo

Enfermero Comunitario UGC Gibraleón del Distrito Sanitario Huelva Costa Condado Campiña.

Profesor asociado Departamento de Enfermería, Universidad de Huelva.

Experiencia previa

Autor y Editor de editorial especializada CC SS. Enfo Ediciones, FUDEN, Madrid.

Como docente ha impartido los Módulos 6 sobre Técnicas de Resonancia Magnética y 7 sobre Técnicas de asistencia en Exploraciones Ecográficas del Curso de Formación Profesional Ocupacional "Técnico en Radiodiagnóstico" con Expediente 98/2005/J/221 y N° 21 – 15, de la Consejería de Empleo de la Junta de Andalucía, con un total de 250 horas docentes.

Desde 2006 desarrolla labor docente como profesor asociado en la Universidad de Huelva.

Experiencia investigadora

- **Líneas de investigación:** Salud Laboral, Atención Primaria, Preanalítica, Salud Mental.
- **Participación en proyectos de investigación**
  - Investigador colaborador en el proyecto FIS 12/ 1099.
  - En la actualidad participa en un proyecto de investigación en salud FIS.
- **Participación en proyectos editoriales**

    Más de 40 artículos publicados en revistas de enfermería y biomédicas, nacionales e internacionales. Más de 65 capítulos de libros y 36 libros como autor y coordinador.

Otros méritos

Miembro del Comité de Ética Asistencial de Huelva.

EDITOR: *Diego Molina Ruiz*

SOBRE LAS AUTORAS

PATRICIA GARCÍA FERNÁNDEZ, Bornos (Cádiz), 7 de Mayo de 1990.

Formación académica

Técnico Superior en Salud Ambiental.

Graduada en Enfermería en la Universidad de Huelva, 2014.

Lugar de trabajo

Enfermera en Residencia Geriátrica de Villanueva del Pardillo, Madrid.

Enfermera en Hospital Clínico San Carlos, en área ginecológica y obstetricia (Madrid).

Experiencia previa

Colaboradora del Proyecto Editorial "Notas sobre el cuidado de heridas" Vol. 7.

MARÍA MERCEDES CAMPOS ORTEGA, Huelva 23 de junio de 1992.

Formación académica

Graduada en enfermería por la universidad de Huelva (Promoción 2010-2014). Máster en farmacoterapia para enfermería en la Universidad de Valencia (2015) y Máster en integración de cuidados y resolución de problemas clínicos en enfermería por la Universidad de Alcalá de Henares, Madrid (2015).

Lugar de trabajo

Enfermera en la Clínica de los Naranjos grupo HLA, Huelva.

Experiencia previa

Colaboradora del Proyecto Editorial "Notas sobre el cuidado de heridas" Vol. 7.

EDITOR: *Diego Molina Ruiz*

TÍTULOS DE LA COLECCIÓN

Notas sobre el cuidado de heridas (15 Guías)

Guía 1: **HERIDAS AGUDAS.** *Notas sobre el cuidado de heridas. Vol. 1*
Guía 2: **QUEMADURAS.** *Notas sobre el cuidado de heridas. Vol. 2*
Guía 3: **HERIDAS TRAUMÁTICAS.** *Notas sobre el cuidado de heridas. Vol. 3*
Guía 4: **HERIDAS QUIRURGICAS.** *Notas sobre el cuidado de heridas. Vol. 4*
Guía 5: **HERIDAS CRONICAS.** *Notas sobre el cuidado de heridas. Vol. 5*
Guía 6: **HERIDAS INFECTADAS.** *Notas sobre el cuidado de heridas. Vol. 6*
Guía 7: **LESIONES CUTÁNEAS.** *Notas sobre el cuidado de heridas. Vol. 7*
Guía 8: **CUIDADO OSTOMIZADOS.** *Notas sobre el cuidado de heridas. Vol. 8*
Guía 9: **CUIDADO TRAQUEOSTOMÍAS.** *Notas sobre el cuidado de heridas. Vol. 9*
Guía 10: **DERIVACIONES CUTÁNEAS.** *Notas sobre el cuidado de heridas. Vol. 10*
Guía 11: **ÚLCERAS POR PRESIÓN.** *Notas sobre el cuidado de heridas. Vol. 11*
Guía 12: **PIE DIABÉTICO.** *Notas sobre el cuidado de heridas. Vol. 12*
Guía 13: **ÚLCERAS VASCULARES.** *Notas sobre el cuidado de heridas. Vol. 13*
Guía 14: **ÚLCERAS EXTRIMIDAD INFERIOR.** *Notas sobre el cuidado de heridas. Vol. 14*
Guía 15: **COMPENDIO DE HERIDAS.** *Notas sobre el cuidado de heridas. Vol. 15*

EDITOR: *Diego Molina Ruiz*

Nota del Editor:

Para poder atender cualquier consulta relacionada con el presente libro o bien con la colección a la que pertenece, quedo en todo momento a disposición de todos los lectores en la siguiente dirección de correo electrónico:

molina.moreno.editores@gmail.com

Edición impresa en papel y ebook disponible en:

www.amazon.com y www.amazon.es

EDITOR: *Diego Molina Ruiz*

Copyright © 2016 Diego Molina Ruiz

Edita: Molina Moreno Editores molina.moreno.editores@gmail.com

Diseño de portada: Diego Molina Ruiz

Título de la Obra: Guía de Lesiones Cutáneas

Guía número 7

Serie: Notas sobre el cuidado de Heridas

Primera edición: 20/09/2016

Tapa blanda, número de páginas: 89

Autoría:

Autora: Patricia García Fernández

Autora: María Mercedes Campos Ortega

Diego Molina Ruiz Ed.

All rights reserved / Todos los derechos reservados

ISBN-10: 1537786423
ISBN-13: 978-1537786421

Edición impresa en papel y ebook disponible en:
www.amazon.com y www.amazon.es

Todos los derechos reservados. Este libro o cualquiera de sus partes no podrán ser reproducidos ni archivados en sistemas recuperables, ni transmitidos en ninguna forma o por ningún medio, ya sean mecánicos o electrónicos, fotocopiadoras, grabaciones o cualquier otro sin el permiso previo de los titulares del Copyright. Las imágenes han sido cedidas por los autores y se prohíbe la reproducción total o parcial de las mismas.

Guía 7: LESIONES CUTÁNEAS

www.ingramcontent.com/pod-product-compliance
Lightning Source LLC
Chambersburg PA
CBHW080716190526
45169CB00006B/2402